Satishkumar Yadav
Santosh Dixit
Vikram Rathod

Implantes imediatos

Satishkumar Yadav
Santosh Dixit
Vikram Rathod

Implantes imediatos

Uma abordagem abrangente à rapidez e precisão em Implantologia

ScienciaScripts

Imprint
Any brand names and product names mentioned in this book are subject to trademark, brand or patent protection and are trademarks or registered trademarks of their respective holders. The use of brand names, product names, common names, trade names, product descriptions etc. even without a particular marking in this work is in no way to be construed to mean that such names may be regarded as unrestricted in respect of trademark and brand protection legislation and could thus be used by anyone.

Cover image: www.ingimage.com

This book is a translation from the original published under ISBN 978-620-7-99550-9.

Publisher:
Sciencia Scripts
is a trademark of
Dodo Books Indian Ocean Ltd. and OmniScriptum S.R.L publishing group

120 High Road, East Finchley, London, N2 9ED, United Kingdom
Str. Armeneasca 28/1, office 1, Chisinau MD-2012, Republic of Moldova, Europe
Printed at: see last page
ISBN: 978-620-8-06044-2

IMPLANTES IMEDIATOS

Índice

INTRODUÇÃO

O campo da implantologia dentária tem sido bem reconhecido nas últimas três décadas. As suas crenças e abordagens de tratamento sofreram alterações significativas durante este período de crescimento. Inicialmente, apenas as técnicas cirúrgicas de duas fases eram reconhecidas como proporcionando resultados reprodutíveis e fiáveis. [1]

A abordagem cirúrgica numa só fase acabou por ser aceite [2-6]. Mais tarde, o tempo necessário para a cicatrização completa foi reduzido, de 3 a 8 meses para não mais de 6 a 8 semanas. [7-10].

A redescoberta dos procedimentos de carregamento imediato, que durante muito tempo foram considerados impraticáveis, deve ser considerada uma verdadeira revolução. [11] Mesmo que não possamos excluir a ideia de que este interesse emergente seja apenas uma tendência passageira, o enorme número de artigos e investigações dedicados a esta abordagem fornece provas sólidas da sua aceitação popular. Pesquisas recentes na literatura revelam que o interesse pela carga imediata está a aumentar constantemente e que a carga precoce está a receber menos atenção do que as ramificações clínicas dos regimes de carga rápida.

Os protocolos de carregamento imediato têm dois pré-requisitos distintos.

O primeiro é biológico: a aquisição da osteointegração, apesar das forças exercidas durante a fase de cicatrização, em combinação com a preservação de uma resposta estética satisfatória dos tecidos moles circundantes. O segundo desafio é logístico: a fase protética segue a fase cirúrgica o mais rapidamente possível. A diferença mais evidente entre os procedimentos de carga imediata e os de carga precoce ou tradicional, para além da componente biológica, é a cronológica, ou seja, o menor tempo entre a fase cirúrgica e a fase protética.

Os profissionais têm de aprender a gerir esta proximidade sequencial, tanto em termos da logística da sua própria prática como da comunicação com todos os membros da equipa multidisciplinar. Ser capaz de pensar em tudo de antemão e de continuar a pensar em tudo no mesmo momento é a parte mais difícil. É fundamental clarificar esta ideia e chegar a um consenso sobre a nomenclatura antes de discutir as regras exactas do protocolo de carregamento imediato.

Deve ser determinado o seguinte:

- O intervalo aceitável entre a colocação do implante e a carga protética
- O tipo de forças exercidas sobre o implante e a prótese

O período máximo que pode ser mantido entre a inserção do implante e a carga é objeto de debate. A carga imediata só é utilizada em determinadas investigações quando a prótese provisória é implantada em simultâneo com a cirurgia [12]. Outros consideram que, para que um implante dentário seja considerado imediatamente carregado, a prótese definitiva deve ser colocada no mesmo dia[13]. [13] Outros contentam-se com uma espera de 48-72 horas para a carga. [14- 15] No entanto, nenhum destes conceitos se baseia na fisiologia e nas respostas biológicas na interface osso-implante, pelo que todos eles permanecem empíricos.

O atraso mais comummente observado para a inserção sistemática da prótese após a cirurgia varia entre algumas horas e cinco dias. Seria tentador definir a carga rápida utilizando este quadro útil. No entanto, vários estudos registaram os resultados de tratamentos que foram administrados após uma espera arbitrária de 48 a 72 horas. É por isso que utilizámos este intervalo em todo este volume, sem de modo algum julgar a validade dos seus parâmetros. Os profissionais devem manter-se atentos a este intervalo de 48 a 72 horas até que seja estabelecido um paradigma mais claramente definido.

A definição biomecânica de carga imediata também é objeto de debate:

- De acordo com alguns investigadores, mesmo que a parte coronal da prótese seja mantida sem oclusão, a ideia de carga imediata é cumprida assim que é inserida.

[15]

- Para outros, o termo carga imediata só pode ser útil se a prótese for submetida a forças oclusais logo após a sua colocação.

[12]

A diferença é importante porque se acredita que uma prótese

em oclusão completa seria sujeita a mais força do que uma que não está. Diferentes pessoas utilizam diferentes descritores para definir todas as próteses, quer estejam em oclusão ou não, nos seus procedimentos de carga imediata.

As duas situações são descritas de forma diferente com estes rótulos:

- Carga oclusal imediata vs carga funcional imediata [15]
- Carga funcional imediata vs carga não funcional imediata [16]
- Carga imediata vs provisionalização imediata [7 9[11]

Independentemente da sua designação, estas situações são as duas questões que este livro aborda. Em ambas as situações, o cirurgião inicia imediatamente o procedimento protético quando o procedimento cirúrgico termina. Numa interação designada por carga imediata, uma prótese estará a exercer uma pressão significativa sobre os implantes que a suportam dentro de 72 horas. Referimo-nos às duas caraterísticas como carga imediata em oclusão e carga imediata fora de oclusão ao longo deste livro para simplificar as coisas.

Os clínicos verificarão que a gestão logística nas duas situações é bastante semelhante. Haverá apenas uma diferença nas técnicas necessárias para reduzir as forças aplicadas na interface osso-implante. Ao tratar uma mandíbula ou maxila edêntula, por exemplo, as forças oclusais devem ser distribuídas por muitos implantes para reduzir as forças oclusais tanto quanto possível. Quando tal não é possível, o ideal é manter a restauração fora da oclusão.

Os membros de uma determinada comunidade profissional podem reagir a uma nova técnica de três formas: com entusiasmo, ceticismo ou, na maioria das vezes, com relativa indiferença. Há proponentes, opositores e um número significativo de cépticos que querem esperar para ver quando se trata da ideia do carregamento imediato. O último grupo precisa de algum tempo para absorver a nova abordagem e implementá-la nas suas práticas de rotina.

Contribuímos ativamente para a criação das bases do procedimento de carga imediata e temos o prazer de partilhar o que descobrimos com outros, para que o maior número de profissionais e pacientes possa tirar partido desta abordagem inovadora. O objetivo deste livro é clarificar as ideias fundamentais por detrás da carga instantânea, desde a seleção do paciente, passando pelas técnicas cirúrgicas, até ao ajuste final da restauração acabada. Os capítulos também incluem soluções para uma variedade de problemas que podem ser enfrentados ao longo do caminho. Este volume abrangente fornece aos leitores diretrizes concretas para uma técnica comprovada que simplifica os procedimentos de implantes e proporciona benefícios claros aos pacientes.

O planeamento para a colocação imediata de implantes requer um diagnóstico preciso e uma seleção específica do caso [20-22]. Embora possamos utilizar as muitas tecnologias atualmente disponíveis para planear adequadamente, é importante ter em conta que qualquer alteração na posição relativa à prótese utilizada durante o planeamento pode comprometer o resultado, alterando a oclusão, a estética e a biomecânica. Para um planeamento adequado, será necessário realizar uma avaliação clínica abrangente. Esta avaliação deve avaliar a linha do sorriso, a morfologia gengival, a conexão inter-arcos, a condição e a posição da margem gengival dos dentes vizinhos, bem como a saúde dos tecidos de suporte. [23- 25].

Ao tratar pacientes com situações de apresentação desfavoráveis, é importante restaurar os tecidos moles, o osso e o alinhamento dentário. A falta de osso pode comprometer a estabilidade e induzir uma recessão, perda de papila e alinhamento incorreto; do mesmo modo, a falta de tecido mole resultará num resultado estético menos agradável. [2 6-28]. Por conseguinte, é necessário recorrer a tratamentos de regeneração, como a regeneração óssea guiada, a ortodontia e/ou o enxerto, durante a primeira fase do tratamento, quando a qualidade e a quantidade do osso são insuficientes. A estabilidade primária do implante é outro fator crucial a ter em conta para uma carga rápida. [29,3 0]. A falta de estabilidade primária, a parafunção, a patologia próxima da localização do implante e as alterações sistémicas, como a doença periodontal grave, a má higiene dentária e o tabagismo, são factores que contra-indicam a carga precoce. Antes de considerar a colocação e carga rápidas, deve ser efectuada uma avaliação exaustiva.

Desde o início dos tempos, os leigos acreditam que é simples substituir um dente perdido, inserindo uma alternativa na área onde o dente foi perdido. As escavações arqueológicas revelaram numerosos exemplos destas tentativas. Os primeiros textos dentários detalhavam então os métodos de substituição de dentes perdidos por implantes, mas a história natural de insucesso tornou evidente que o conceito comportava grandes dificuldades e incertezas. A utilização de implantes dentários aumentou com o desenvolvimento de antibióticos, mas como as taxas de insucesso e os problemas eram tão elevados, os profissionais de medicina dentária começaram a encarar o procedimento com ceticismo em 1960. Como resultado, os implantes foram descartados em muitas regiões do mundo. A ideia de osseointegração foi proposta pela primeira vez por Branemark et al. na Suécia, no final da década de 1960. Afirmava-se que, ao aderir a um protocolo rígido, era possível obter uma função previsível do implante a longo prazo. [30]

Este reconheceu a colocação de implantes de titânio envolvendo uma fase de cicatrização submersa de entre 3 a 6 meses, dependendo da qualidade do osso, seguida de uma fase tardia de carga protética em próteses fixas de arcada cruzada nos maxilares edêntulos. 25 anos mais tarde, os pedidos dos pacientes para um processo de tratamento avançado levaram os clínicos e investigadores a procurar meios para reduzir as fases de cicatrização, reduzir os procedimentos cirúrgicos e fornecer uma prótese funcional no mais curto espaço de tempo, com taxas de sucesso pelo menos semelhantes aos protocolos de carga convencionais. Em 2000, estava disponível um grande volume de literatura pertinente à carga imediata. Os protocolos destinados a melhorar e manter a estabilidade primária dos implantes, a introdução de superfícies de implantes osteocondutoras que melhoram a estabilidade secundária dos implantes, promovendo melhores níveis de osteointegração, e uma melhor compreensão da carga funcional controlada foram os principais factores relacionados com a expansão da aplicação clínica. [31].

Atualmente, não existe uma definição precisa de "carga imediata", o que tem causado uma confusão considerável na literatura sobre implantes dentários. Nalguns casos, a carga imediata pode referir-se a um período de algumas horas, enquanto noutros, refere-se aos primeiros 3 dias após a colocação do implante e após a colocação da restauração dentária. [32-3 7]

Em alguns estudos clínicos (primários, 2 fases), os implantes submersos são colocados juntamente com implantes não submersos (secundários) no mesmo dia. Os implantes não submersos são utilizados para suportar uma restauração temporária. Após a cicatrização, os implantes secundários são unidos aos implantes submersos cicatrizados (primários). [4][34,38,0]

Devido ao facto de estarem sobrecarregados, estes implantes secundários não podem ser comparados com os implantes que são carregados imediatamente. A questão de saber se os implantes que são carregados imediatamente, por definição, devem ter contactos oclusais no dia ou mesmo alguns dias após a cirurgia (carga funcional imediata) ou se não devem (carga não funcional imediata) ainda está a ser debatida. A carga imediata funcional ou não funcional é uma estratégia que parece proporcionar bons resultados em algumas circunstâncias sob estas duas definições distintas de ideias de carga. [41,4 2]

O que é a colocação imediata de implantes?

Um implante dentário que é carregado imediatamente ou algumas horas após a colocação é conhecido como "carga imediata de implante". No entanto, podem ser encontradas muitas definições diferentes na literatura científica. Esta variação cria confusão entre os profissionais de medicina dentária. Por exemplo, Misch e colaboradores [43] propuseram as seguintes definições:

- *Carga oclusal imediata:* Carga oclusal imediata no prazo de 2 semanas após o implante

inserção.

- *Carga oclusal precoce:* Carga oclusal para um implante

entre 2 semanas e 3 meses após a colocação do implante.

- *Restauração imediata não funcional:* Uma prótese

sobre implantes num paciente parcialmente desdentado, entregue no prazo de 2 semanas após a inserção do implante, sem carga oclusal direta.

- *Restauração precoce não funcional:* Uma prótese

sobre implantes num paciente parcialmente edêntulo entregue no prazo de 2 semanas após a inserção do implante, sem carga oclusal direta; e

- *Carga oclusal atrasada:* Carga oclusal para uma *restauração* com implante *INTRODrestoration* mais de 3 meses após a inserção do implante.

Recentemente, Wang et al[43] propuseram a seguinte definição de carga imediata de implante, com base no consenso obtido no Congresso Internacional de Implantologistas Orais (ICOI), reunido em Nápoles (Itália) em maio de 2006: *A carga imediata de implantes* pode ser entendida como uma técnica cirúrgica baseada em implantes, na qual a prótese implanto-suportada é colocada em carga oclusal pelo menos 48 horas após a colocação do implante.

De acordo com esta definição, não devemos definir carga imediata de implantes como todas as abordagens clínicas que são principalmente orientadas para alcançar um conceito de "Estética Imediata", ou, o que é o mesmo, "Carga não funcional", caracterizada porque a restauração provisória ou final é colocada na ausência de contactos oclusais.

O objetivo principal da carga imediata é o estabelecimento do contacto direto osso-implante. A terminologia quando se trata de carga imediata pode por vezes ser ambígua e existem muitas classificações na literatura, pelo que é importante compreender as diferentes técnicas que podem ser utilizadas [45].

Terminologia para a calendarização de

carga de implantes Imediata

carregamento:

A colocação dos implantes e a colocação das restaurações são efectuadas no mesmo dia.

Carregamento antecipado:

A restauração é ligada aos implantes num segundo procedimento, mas antes do período de cicatrização convencional de 3 a 6 meses; o tempo de carga deve ser considerado em dias/semanas.

Carregamento diferido:

A restauração é ligada a um segundo procedimento após um período de cicatrização convencional de 3 a 6 meses.

2.1.2. Terminologia para carga de implantes

Carga oclusal: A coroa/ponte está em contacto com a dentição oposta em oclusão cêntrica**:** A coroa/ponte não está em contacto, em oclusão cêntrica, com a dentição oposta em oclusão cêntrica.

O conceito de uma restauração imediata inclui uma primeira fase de cirurgia não submersa e indica que os implantes e as superfícies oclusais são carregados com uma restauração temporária ou permanente [46-48]. Uma prótese sobre implante com carga oclusal após mais de 3 meses (para a mandíbula) ou 6 meses (para a maxila) após a inserção do implante é designada por carga diferida ou faseada. A utilização de um método retardado permite-lhe utilizar uma estratégia de uma fase que expõe inicialmente parte do implante ou um procedimento cirúrgico de duas fases que cobre os implantes com tecido.

ANTECEDENTES HISTÓRICOS

A carga imediata de implantes não é nova; de facto, no início da década de 1970, estudos em [49] demonstraram a sua viabilidade. No entanto, foram registadas elevadas taxas de insucesso dos implantes [50-52], principalmente devido ao encapsulamento fibroso em torno dos implantes. Estas tentativas iniciais e os fracassos levaram a comunidade dentária a adotar um protocolo diferido, que mantinha a ferida sem perturbações durante, pelo menos, 3 a 6 meses[53] para permitir a cicatrização adequada do implante.

Estes resultados clínicos preliminares e insatisfatórios foram atribuídos, em grande parte, a uma má compreensão da interface osso-implante e da cicatrização, à falta de oclusão adequada e a um desenho protético inadequado, bem como a materiais de implante, configuração de superfície e desenho de rosca inferiores. Apesar destas deficiências, alguns estudos demonstraram que a carga imediata de implantes pode atingir boas taxas de sobrevivência em casos de desdentados totais (variando entre 88% e 97%). [54-56]

Nos últimos 10 anos, a prática da carga imediata expandiu-se e ganhou lentamente aceitação entre a comunidade científica e os clínicos. Sob as condições indicadas e com uma seleção cuidadosa do caso e uma gestão adequada da oclusão e do desenho da prótese, e graças à melhoria dos materiais dos implantes, do revestimento da superfície e dos desenhos das roscas, a carga imediata de implantes pode agora ser considerada como um procedimento clínico fiável, tal como o relatado na técnica tradicional tardia.

Factores de decisão para a colocação imediata de implantes:

De acordo com a revisão realizada por Gapski e colaboradores em 2003,[57] os factores que influenciam os resultados da carga imediata de implantes podem ser divididos em 4 categorias:

1. Factores relacionados com a cirurgia, relativos à estabilidade do implante primário e à técnica cirúrgica não traumática.
2. Factores relacionados com o hospedeiro, relativos à quantidade e qualidade (densidade) do osso e ao ambiente adequado de cicatrização óssea.

3. Factores relacionados com o implante, relativos à influência da estrutura macro (rosca) e micro (revestimento da superfície) do implante; e

4. Factores relacionados com a oclusão, relativos à importância das forças oclusais e do desenho protético.

Na nossa opinião, a higiene oral/conformidade do paciente também poderá ter de ser adicionada à secção sobre factores relacionados com o hospedeiro, uma vez que é, sem dúvida, um fator determinante para o sucesso a longo prazo de qualquer tratamento com implantes, independentemente da técnica utilizada.[58] Segue-se uma breve discussão de todos os potenciais factores que influenciam os resultados da carga imediata de implantes.

De acordo com os protocolos tradicionais da Branemark, recomenda-se um período de cicatrização de 12 meses após uma extração dentária antes da colocação do implante. Para além disso, é indicado um período de cicatrização subsequente de 3 a 6 meses após a colocação do implante. Na maioria dos casos, isto traduz-se em 1-2 anos desde o início do tratamento até à conclusão da restauração. Este facto deixa frequentemente o doente com um ou mais dentes em falta durante um longo período de tempo. As tentativas para encurtar a duração total do tratamento centraram-se em três abordagens:

__ carga abreviada ou imediata após a colocação do implante.

_ Alteração da superfície do suporte do implante para promover uma cicatrização mais rápida; e

Colocação imediata do implante após a extração do dente natural.

Os dados e relatórios sobre as duas primeiras abordagens têm sido favoráveis, mas com limitações, especialmente em termos da duração do período. A colocação imediata de implantes após a extração resultou no início do tratamento protético em apenas 3 a 6 meses, com o benefício adicional de reduzir a reabsorção óssea alveolar [58]

3. JUSTIFICAÇÃO PARA O CARREGAMENTO IMEDIATO

Todas as vantagens de um procedimento cirúrgico numa só fase estão incluídas no conceito de carga imediata. A maior área de superfície e a melhor distribuição biomecânica dos implantes esplintados podem reduzir ainda mais o risco de sobrecarga de cada implante. Uma vez que não é necessária uma reparação amovível durante a fase inicial da cicatrização óssea, o doente obtém uma melhoria significativa em termos de conforto, função, fala e estabilidade, bem como alguns benefícios psicológicos. Para reduzir o risco de fracasso precoce do implante, serão avaliadas a colocação cirúrgica e as consequências da carga imediata. [59]

Trauma cirúrgico:

O osso alveolar e residual tem partes corticais e trabeculares. O osso cortical e trabecular pode ser modificado por modelação ou remodelação. A remodelação, ou renovação óssea, permite a reparação do osso após um traumatismo ou permite que o osso responda ao seu ambiente mecânico local.

As duas principais formas de tecido ósseo à volta de um implante dentário são o osso lamelar e o tecido ósseo. O osso lamelar é organizado, altamente mineralizado, é o tipo de osso mais forte, tem o módulo de elasticidade mais elevado e é designado por osso de suporte de carga. Em comparação, o osso trançado é desorganizado, menos mineralizado, tem menor resistência e é mais flexível (menor módulo de elasticidade). O osso tecido pode formar-se a uma taxa de até 60 microns por dia, enquanto o osso lamelar se forma a uma taxa de até 10 microns por dia [60].

A resposta de carga precoce e a substituição cirúrgica do implante podem ser separadas por três a seis meses, de acordo com o método cirúrgico de duas fases utilizado em implantologia dentária. Ocorre um fenómeno de reparação óssea localizada acelerada em torno da interface do implante como resultado dos processos de preparação cirúrgica da osteotomia do implante e de inserção do implante. O osso lamelar organizado e mineralizado no local de preparação é transformado durante a cirurgia no osso tecido de reparação adjacente ao implante, que é desorganizado e menos mineralizado. Apenas 60% do osso está organizado, lamelar e mineralizado aos quatro meses. [61]

No entanto, está provado que isto é suficiente para a carga do implante na maioria dos tipos de osso e contextos clínicos. Por conseguinte, uma justificação para a carga precoce é diminuir a probabilidade de formação de tecido fibroso (que conduz ao insucesso clínico), bem como incentivar a maturação do osso lamelar para suportar uma carga oclusal contínua. O período de cicatrização tradicional de 3 a 6 meses sem carga antes da reparação do implante é desafiado pela ideia da carga rápida do implante. Os perigos deste procedimento são frequentemente observados pela primeira vez na primeira semana após a cirurgia de colocação do implante. Uma vez que existe um osso lamelar mais maduro nas roscas do implante, o osso no desenho de rosca macroscópica é mais forte no dia da inserção do implante do que três meses mais tarde.

[62] A interação celular da condição da superfície do implante, no entanto, ainda não foi estabelecida.

No dia da cirurgia, ainda existe osso cortical e trabecular à volta do implante.

Quando o implante é colocado, tem algum contacto com este osso preparado. A reparação celular precoce é iniciada pelo trauma cirúrgico e começa a formar uma vascularização acrescida e um processo de reparação do osso lesionado. A formação de osso tecido por crescimento aposicional pode começar a formar-se logo na segunda semana após a inserção, a uma taxa de 30 a 50 microns por dia. A interface implante-osso é mais fraca e apresenta o maior risco de sobrecarga aproximadamente 3 a 5 semanas após a inserção cirúrgica, uma vez que a interface implante-osso está menos mineralizada e desorganizada durante este período de tempo.

Um relatório clínico de Buchs et al. concluiu que a falha de implantes com carga imediata ocorreu principalmente entre 3 a 5 semanas de pós-operatório devido à mobilidade sem infeção. Roberts relatou uma zona desvitalizada de osso de 1 mm ou mais à volta do implante devido à cirurgia. Um método para diminuir o risco de sobrecarga oclusal imediata é ter um osso mais vital em contacto com a interface do implante, diminuindo o trauma cirúrgico na colocação do implante. Os danos térmicos e mecânicos podem criar micro-fracturas no osso durante a colocação do implante, o que pode resultar em osteonecrose e no encapsulamento do implante com tecido fibroso e de granulação.

Ericksson e Albrektsson observaram a morte de células ósseas a temperaturas tão baixas como 40°C. De acordo com Sharawy et al., o desenho e o número de rotações da broca tiveram um impacto na quantidade de calor produzida no osso perto das brocas dos implantes. [41]. Foram necessários 34 a 58 segundos para que a temperatura junto à broca descesse para a sua temperatura de base de 37°C, variando entre 38 e mais de 41°C. Em comparação com os dois sistemas com irrigação externa, os dois sistemas de brocas para implantes avaliados com brocas arrefecidas internamente cortam a uma temperatura mais elevada. Independentemente do desenho da broca, 1.250 rpm gerou o calor mais elevado e o tempo de recuperação mais longo. A broca de 2.500 rpm produziu menos calor do que quando foram utilizadas 2.000 rpm. (Fig. 2).

A quantidade de osso preparado, a afiação da broca, a profundidade da osteotomia, as variações na espessura da cortical, bem como a temperatura e a química da solução irrigante, são outros factores que podem afetar a quantidade de calor gerada no interior do osso durante a perfuração. Quando o implante é severamente destruído contra o osso, estará presente uma maior zona de reparação na interface implante-osso. Por exemplo, um implante auto-roscante pode resultar num osso mais tecido à volta do implante durante a cicatrização inicial do que um procedimento de perfuração óssea e colocação de implante. O implante deve ficar imóvel após a inserção, mas um binário excessivo e o preenchimento de espaços podem fazer com que o osso sofra mais tensão, o que pode levar a microdanos na interface.

A inserção do implante no osso com um binário de 45 a 60 Ncm tem sido sugerida como uma técnica para carga imediata. Esta ideia ajuda a garantir que o implante é fixado com relativa firmeza no osso de boa qualidade. No entanto, o binário adicional necessário para fixar ou avaliar um implante no osso pode causar necrose de pressão, aumentar a magnitude da tensão na interface e Consequentemente, aumentam a quantidade de danos e de remodelação, o que pode enfraquecer a interface osso-implante. Para determinar se a fixação era suficiente para uma carga instantânea, foram utilizados o Periostest e diferentes valores de sinal de frequência para avaliar os implantes no momento da inserção.

Uma abordagem alternativa consiste em utilizar um teste de torque inverso de 20 Ncm para avaliar a qualidade da fixação inicial do osso e da interface, sugerido pela primeira vez por Sullivan et al. para avaliar a cicatrização retardada. Tal como descrito anteriormente por Palti, se o implante não se desenroscar a 20 Ncm, a resistência indica que o osso tem densidade suficiente para considerar a carga imediata.

Traumatismo por carregamento ósseo

Depois de uma prótese de implante carregar o osso, a interface começa a remodelar-se mais uma vez, mas desta vez, a transferência de tensão provocada pela função oclusal e não pelo trauma da inserção do implante é o que desencadeia o processo de remodelação. Enquanto o osso trançado criado por danos cirúrgicos é conhecido como osso de reparação, o osso trançado criado por uma reação mecânica ou de carga é por vezes referido como osso trançado reativo.

Para além de reparar o osso danificado, a remodelação

provocada pela tensão mecânica - também conhecida como renovação óssea - também permite que a interface do implante se ajuste ao seu ambiente biomecânico. O ritmo a que o osso é substituído por osso novo na interface do implante é conhecido como a taxa de remodelação da interface. A tensão é calculada como a percentagem de alteração e é definida como a alteração do comprimento de um material dividida pelo seu comprimento inicial. A tensão pode ser avaliada através da alteração da forma do osso carregado junto a um implante. Uma resposta celular pode ser provocada por configurações de micro-deformação que são 100 vezes inferiores à resistência máxima do osso. [63].

O osso fracturase com 10.000 a 20.000 unidades de microdeformação (1-2% de deformação); no entanto, a níveis de 20 a 40% deste valor, o osso começa a desaparecer ou a formar tecido fibroso e é designado por zona de sobrecarga patológica. Assim, quando a situação mecânica é demasiado grave, pode formar-se tecido fibroso na interface do implante em vez de osso. O tecido fibroso numa interface de implante pode resultar em mobilidade inclinada em vez de uma fixação mais rígida "semelhante ao osso".

Segundo Frost, o nível ideal de micro-deformação para o osso é designado por zona fisiológica ou adaptada e é a zona de suporte de carga ideal para uma interface de implante. A taxa de remodelação do osso nos maxilares de um canino ou humano dentado, que se encontra na zona fisiológica, é de aproximadamente 40% por ano. Nestes níveis de tensão, é permitido ao osso remodelar e manter uma estrutura óssea lamelar organizada e mineralizada. A zona de sobrecarga ligeira corresponde a um nível intermédio de micro-deformação entre a zona ideal de suporte de carga e a sobrecarga patológica. Nesta região de tensão, o osso inicia um processo de cicatrização para reparar microfracturas e/ou o osso, o que constitui um risco de falha por fadiga.

Histologicamente, o osso neste intervalo é designado por osso tecido reativo. Em vez de ser o traumatismo cirúrgico a causar esta reparação óssea acelerada, é a microtensão provocada pela sobrecarga. Em ambas as condições, o osso é menos mineralizado e menos organizado e é, portanto, mais fraco e tem um módulo de elasticidade mais baixo (Fig. 3).

Avaliação histológica: Curto prazo

Existe um consenso generalizado de que as tensões excessivas ao longo de uma interface de implante podem causar uma sobrecarga localizada e uma possível falha do implante.

No entanto, a carga imediata de um implante não resulta necessariamente em stress excessivo. A resposta histológica inicial do osso na interface do implante foi avaliada em implantes com carga imediata. O contacto direto entre o osso e o implante com uma qualidade óssea favorável em redor dos implantes foi relatado anteriormente. Brunski concluiu que a interface direta osso-implante pode desenvolver-se desde que o implante se mova menos de 100 micrómetros.

Szmukler-Moncler et al. indicaram que a micromovimentação para além de 150 microns resultou no encapsulamento de tecido fibroso em vez de uma interface óssea direta. Romanos et al. avaliaram um desenho de implante de rosca quadrada e não encontraram qualquer diferença estatística em macacos entre implantes de carga imediata e retardada. Sharawy avaliou a interface de cicatrização imediata versus retardada de implantes dentários com design de rosca quadrada 20 em cinco cães beagle adultos (M. Sharawy, dados não publicados, outubro de 2002).

Todos os implantes foram inseridos em locais de defeitos ósseos enxertados em pré-molares. Os implantes foram emparelhados, pelo que metade dos implantes foram submersos, enquanto os implantes adjacentes receberam um pilar e foram sujeitos a função imediata durante 4 meses. Os implantes foram então avaliados por análise histométrica de secções calcificadas embebidas em plástico. Não houve diferença estatisticamente significativa (P 0,05) nas relações de contacto osso-implante (BIC) entre os implantes submersos e os carregados. Da mesma forma, as fracções de volume do osso da interface não foram significativamente diferentes. O osso junto aos implantes parecia maduro e mostrava evidência de remodelação (Fig. 4).

O conceito de estimulação mecânica do osso à volta dos implantes durante a cicatrização inicial foi avaliado por Rubin e

McLeod em 1994. No seu estudo em animais, os dados demonstraram que breves exposições a tensões mecânicas de baixa amplitude poderiam mesmo melhorar a interface osso-implante. Testori et al. relataram a interface histológica de dois implantes roscados de titânio em humanos, em que um implante foi imediatamente carregado e o outro não recebeu qualquer carga durante 4 meses. O BIC foi de 39% para os implantes submersos e sem carga e de 64% para os implantes com carga imediata. Degidi et al. avaliaram implantes de design de rosca quadrada revestidos a hidroxiapatite na maxila posterior de dois pacientes após 4 meses de carga imediata e observaram um intervalo de BIC de 78 a 85% sem migração epitelial (Fig. 5).

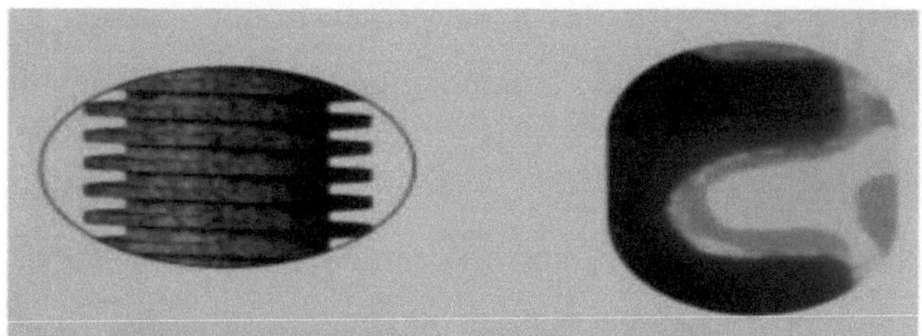

Fig. 5. Degidi et al. avaliaram um implante de rosca quadrada (BioHorizons Maestro Implant Plant,

BioHorizons Implant Systems, Inc., Birmingham, AL) no maxilar posterior após 4 meses de carga imediata. O BIC variou entre 78 e 85%, sem migração epitelial.

Por conseguinte, parece que a carga imediata de uma interface de implante não colocou estas interfaces em risco acrescido de formação de tecido fibroso, nestas condições.

Avaliação histológica: Longo prazo

Piatelli et al. avaliaram as reacções ósseas e a interface osso-titânio em implantes carregados precocemente em macacos, em comparação com implantes não carregados na mesma arcada, vários meses após a carga imediata. Não foram detectadas diferenças estatisticamente significativas na percentagem de contacto ósseo após 8 meses. No entanto, os implantes carregados apresentavam menos espaços medulares e osso mais compacto. Um estudo posterior do mesmo grupo demonstrou um maior contacto ósseo em implantes com carga imediata aos 9 meses. Não foi encontrado tecido fibroso na interface. Após 15 meses, os implantes sem carga e com carga imediata foram comparados e os implantes com carga apresentavam um maior (quase o dobro) contacto ósseo direto na interface.

Os parafusos carregados precocemente demonstraram um osso lamelar e cortical mais espesso do que os implantes não carregados. Isto sugere que a carga oclusal precoce pode melhorar a remodelação óssea e aumentar ainda mais a densidade óssea em comparação com implantes dentários sem carga.

Randow et al. avaliaram a interface óssea num paciente humano após 18 meses numa situação de carga imediata e relataram uma interface osso-implante direta. Dermann observou achados semelhantes num paciente de 95 anos de idade que tinha overdentures ligadas a barras com carga imediata em função há 12 anos. Assim, parece ser possível uma relação duradoura de contacto direto osso-implante. Planos de Tratamento com Carga Imediata Um dos objectivos de um sistema de implante/prótese com carga imediata é diminuir o risco de sobrecarga oclusal e o consequente aumento da taxa de remodelação óssea. Nestas condições, o fenómeno acelerado regional cirúrgico pode substituir a interface óssea sem o risco adicional de sobrecarga biomecânica. O módulo de elasticidade indica a quantidade de deformação de um material (deformação) para um determinado nível de carga (tensão).

Por exemplo, quanto menor for a tensão aplicada ao osso (força dividida pela área de superfície funcional que recebe a carga), menor será a micro-deformação no osso. Por conseguinte, um método para diminuir a micro-deformação e a taxa de remodelação associada no osso consiste em proporcionar condições que aumentem a área de superfície funcional da interface implante-osso. A área de superfície da carga pode ser aumentada de várias formas, ou seja, número de implantes, tamanho, desenho e condições da superfície do corpo. A força aplicada à interface implante-osso também está relacionada com a tensão observada e pode incluir as condições do doente, a posição do implante e a direção da carga oclusal.

A área de carga também pode ser aumentada através do tamanho do implante, do desenho do implante e da condição da superfície do implante. Além disso, a tensão pode ser reduzida diminuindo a força aplicada à prótese. As forças podem ser influenciadas por factores do doente, posição do implante, forças de cantilever, direção da carga oclusal, posições de contacto oclusal e dieta.

Tamanho do implante:

No doente parcialmente desdentado, é mais difícil aumentar drasticamente o número de implantes, em comparação com a situação de desdentação total. A área de superfície de suporte do implante também pode ser aumentada pelo tamanho do implante. O binário de remoção, os valores de força de expulsão e os valores do Periotest foram altamente correlacionados com o tamanho do implante. A maioria das tensões numa interface implante-osso concentra-se na crista óssea, pelo que o aumento do comprimento do implante pouco faz para diminuir a tensão que ocorre na região transosteal em redor do implante. [67] No entanto, como o implante imediatamente restaurado carrega a interface antes do estabelecimento de uma ligação celular, o comprimento do implante é mais relevante, especialmente em tipos de osso mais macio. O benefício do aumento do comprimento pode não ser encontrado na interface da crista óssea, mas sim na estabilidade inicial da interface osso-implante. A remodelação da interface não ocorre uniformemente à volta do implante. Em vez disso, uma região da interface implante-osso remodela-se, enquanto outra permanece estável. O comprimento adicional pode permitir a remodelação numa região enquanto a outra pode estabilizar o implante (Fig. 2-5).

O comprimento adicional do implante pode também permitir que o implante encaixe na cortical oposta

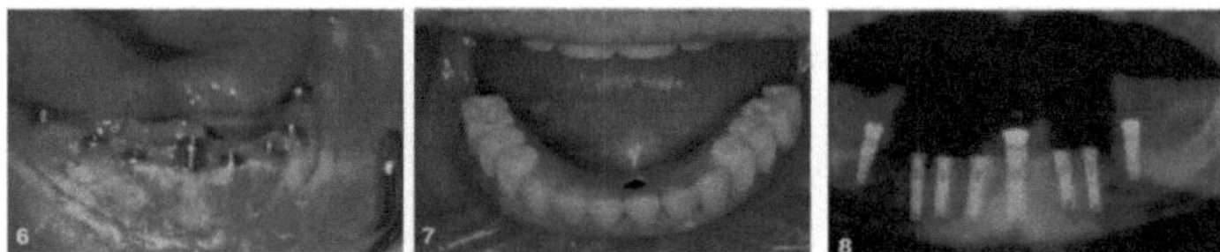

Fig. 6. Foram inseridos oito implantes na Fig. 7. A prótese de transição foi colocada na mandíbula edêntula. Cinco dos implantes foram removidos na consulta de remoção da sutura, foi utilizada uma abordagem cirúrgica de duas fases e três implantes foram imediatamente carregados com uma prótese de transição. Fig. 8 Uma radiografia panorâmica demonstra os três implantes utilizados para suportar a restauração de transição e os cinco implantes com uma abordagem de duas fases.

O osso cortical tem uma taxa de remodelação mais baixa e assegura uma condição estável durante o período de carga inicial (Fig. 6). O osso cortical tem uma taxa de remodelação mais baixa e assegura ainda uma condição estável durante o período de carga inicial (Fig. 6).

A área de superfície funcional de cada sistema de suporte de implante está principalmente relacionada com a largura e a forma do implante. Os implantes de forma radicular mais larga para o mesmo comprimento proporcionam uma maior área de contacto ósseo do que os implantes mais estreitos (de desenho semelhante) (Fig. 7). As tensões oclusais são as maiores em concentração na crista do rebordo após a integração do implante. Como resultado, a largura pode ser mais importante do que o comprimento do implante para diminuir o risco de sobrecarga da crista óssea (uma vez obtido um comprimento mínimo para a fixação inicial).

Desenho do corpo do implante

O desenho do corpo do implante deve ser mais específico para a carga imediata, porque o implante requer uma estabilidade máxima no momento da colocação e o osso não teve tempo de crescer em reentrâncias ou rebaixos no corpo do implante ou de se fixar a uma superfície antes da aplicação da carga oclusal. Um corpo de implante com uma série de placas horizontais que é batido ou pressionado no local não tem osso presente entre as placas no dia da colocação cirúrgica. As macroesferas numa superfície de implante não têm osso presente dentro ou à volta das superfícies porosas do implante no momento da inserção do implante. Em geral, os implantes press-fit podem não proporcionar condições óptimas para aplicações de carga imediata. Um corpo de implante roscado e um processo de inserção proporcionam uma maior probabilidade de estabilização inicial. Isto é ainda mais importante para a carga imediata em aplicações num único dente ou em restaurações que substituam apenas alguns dentes. O desenho do implante tem um maior impacto na área de superfície funcional do que o tamanho do implante. Para alguns desenhos, um implante cilíndrico de maior diâmetro tem menos área de superfície do que um implante roscado de menor diâmetro.

[68]
Um desenho de implante roscado pode ter algum osso presente na profundidade das roscas desde o dia da inserção. Por conseguinte, a área de superfície funcional é maior durante o formato de carga imediata. Consequentemente, os implantes roscados apresentam vantagens consideráveis em comparação com os implantes press-fit para protocolos de carga imediata,

porque as suas caraterísticas de design não requerem integração para resistir a cargas e também têm uma maior área de superfície para resistir a forças oclusais. O número, o espaçamento e a orientação das roscas também afectam a quantidade de área disponível para resistir às forças durante a carga imediata. Quanto maior for o número de roscas, maior será a área de superfície funcional no momento da carga imediata (Fig. 8). Alguns implantes roscados têm uma distância de 1,5 mm entre as roscas, enquanto outros têm uma distância de 0,4 mm. Quanto menor for a distância entre as roscas, maior será o número de roscas e a área de superfície correspondente [69]

Condições da superfície do implante O desenho do implante e as condições da superfície são questões independentes, e cada um utiliza um mecanismo diferente para reduzir o risco de sobrecarga oclusal. Por exemplo, uma superfície rugosa pode ser aplicada a um cilindro, a um implante roscado ou a outros desenhos. O desenho roscado seria mais benéfico para uma aplicação de carga imediata, mas a superfície rugosa pode também revelar-se vantajosa durante o período de cicatrização inicial, especialmente durante o período inicial, quando o osso está mais fraco. Quando a superfície do implante é modificada com uma textura rugosa, observa-se um aumento significativo do contacto osso-implante- [70] A resistência ao cisalhamento dos implantes com uma superfície rugosa pode ser 5 vezes superior à dos implantes com uma superfície lisa- [71] As condições da superfície do implante podem afetar a taxa de contacto ósseo, a formação de osso lamelar e a percentagem de contacto ósseo.

O revestimento ou o estado da superfície do implante é mais benéfico durante a cicatrização inicial e as primeiras condições de carga. Uma condição de superfície que permita a maior percentagem de formação óssea, a maior percentagem de contacto osso-implante com a maior taxa de mineralização e a mais rápida formação de osso lamelar seria benéfica na carga imediata. A diferença na estabilidade do implante entre as condições de superfície maquinada e rugosa de implantes roscados foi medida e relatada com valores de frequência de ressonância. A superfície rugosa aumentou significativamente a estabilidade inicial e continuou a apresentar classificações mais elevadas de estabilização até 3 meses - [72] Existem cada vez mais provas de que a condição de superfície maquinada é menos bem sucedida, especialmente em tipos de osso de menor densidade. Também foram registadas taxas de sucesso melhoradas dos implantes em ambientes de carga imediata com revestimentos de hidroxiapatite (HA)- [7]³

A HA também demonstrou diminuir a RR durante a carga oclusal, o que pode aumentar a percentagem de osso lamelar na interface.83 Assim, se o osso não tiver a densidade ideal para carga imediata, o estado da superfície do corpo do implante pode diminuir o risco de sobrecarga oclusal. Por outro lado, Evans et al. afirmaram que os parafusos revestidos e não revestidos com HA têm um contacto ósseo semelhante utilizando uma abordagem cirúrgica de 2 fases na mandíbula- [74]

Sullivan et al. verificaram que o pico de binário de inserção e a frequência de ressonância na inserção inicial do implante estavam relacionados com o desenho do implante e não com uma condição da superfície no osso mais macio do tipo 4, mas foram observados valores semelhantes no osso dos tipos 2 e 3, independentemente do tipo de superfície· [7][5]

Sirota et al. compararam vários implantes revestidos com fosfato de cálcio com implantes não revestidos com plasma de titânio pulverizado em aplicações de carga imediata e verificaram uma elevada percentagem de contacto osso-implante após 30 dias de carga funcional em ambos os grupos, quando em osso de boa qualidade· [76] **CONDIÇÕES DE FORÇA REDUZIDAS**

A tensão na interface do implante influencia diretamente a quantidade de tensão no osso. O stress pode ser reduzido aumentando a área que suporta a carga oclusal ou diminuindo a força que é aplicada à prótese. As forças podem ser avaliadas em termos de magnitude, duração, direção e tipo. As condições que aumentam os efeitos adversos destas considerações devem ser reduzidas num protocolo de carga imediata. Por exemplo, a remoção da prótese após a sua colocação nas primeiras 2 semanas é contra-indicada. A força de cisalhamento para remover uma restauração cimentada é especialmente prejudicial para a interface em desenvolvimento. Por conseguinte, são indicadas suturas reabsorvíveis e a colocação de suturas para permitir a sua remoção sem deslocar a restauração.

FACTORES DO DOENTE

O bruxismo e o cerramento são forças parafuncionais que representam forças significativas, porque a magnitude das forças é elevada, a duração das forças é extensa e a direção das forças é mais horizontal do que axial em relação aos implantes. [77] A parafunção pode representar um risco considerável para a carga imediata, porque foram encontrados os dados de sobrevivência de implantes mais pobres para a condição deste doente.

As cargas parafuncionais também aumentam o risco de afrouxamento do parafuso do pilar, de próteses não retidas ou de fratura da restauração de transição utilizada para a carga imediata (Fig. 14). Se alguma destas complicações ocorrer, os restantes implantes que são carregados podem ter uma ampliação da carga, porque pode ser formada uma alavanca. Isto aumenta as forças de momento ao longo dos implantes, aumentando assim o risco de sobrecarga oclusal. Posição do implante A posição do implante é um dos factores mais importantes na carga imediata para pacientes completamente desdentados.

Os implantes dentários têm sido amplamente utilizados para reter e suportar próteses parciais fixas cruzadas em pacientes completamente edêntulos, nos quais a posição do implante é frequentemente tão importante como o número de implantes. Por exemplo, no paciente parcialmente desdentado, recomenda-se a eliminação de cantilevers em dois implantes que suportam três dentes, em vez de posicionar os implantes um ao lado do outro com um cantilever- [78]

Também ocorre menos tensão na interface quando os implantes não são posicionados em linha reta num local. No paciente completamente desdentado, uma tala de arcada cruzada formando um arco é um desenho muito eficaz para reduzir o stress em todo o sistema de suporte do implante, especialmente quando existe uma distância anterior-posterior (A-P) entre os implantes esplintados. Assim, uma restauração de implante suportada pelo conceito de arco esplintado para o paciente completamente desdentado parece ser vantajosa para a prótese de transição de carga imediata. A mandíbula pode ser dividida em três secções à volta da arcada: a área de canino a canino e as secções posteriores bilaterais.

[79]
regiões posteriores. O maxilar requer mais suporte de implante do que a mandíbula porque o osso é menos denso e a direção da força está fora do arco em todos os movimentos de excursão. O maxilar é normalmente dividido em, pelo menos, quatro secções, dependendo da magnitude das condições de força e da forma do arco· [80] As quatro secções mínimas são a área dos caninos bilaterais e as regiões posteriores bilaterais (Fig. 15).

Pelo menos um implante deve ser inserido em cada secção maxilar e esplintado em conjunto durante o processo de carga imediata para um paciente completamente edêntulo (Figs. 16 e 17). Foram levantadas preocupações relativamente à esplintagem da arcada cruzada na mandíbula devido à flexão mandibular e à possibilidade de torção distal ao forame mental. [81] Os relatórios clínicos indicam que o acrílico é utilizado na prótese de transição e que o comprimento do vão é suficientemente flexível para minimizar estas preocupações quando existem três ou mais pontos entre os implantes posteriores e anteriores.

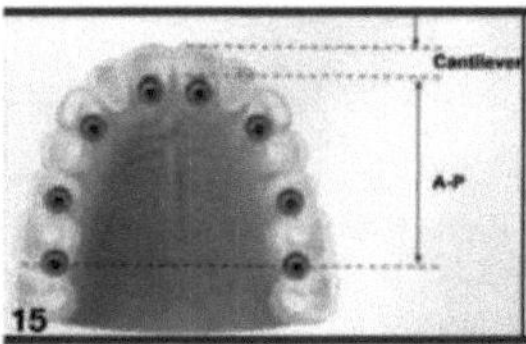

Fig. 15. Uma maxila edêntula pode ser tratada como um arco de 5 lados: os segmentos postenor, o canino e a secção anterior. As secções anterior e canina devem, na maioria das vezes, ter três a quatro implantes. As secções posteriores devem ter pelo menos quatro implantes (dois de cada lado). Todos os implantes são unidos para resistir e distribuir a carga imediata inicial pelos implantes.

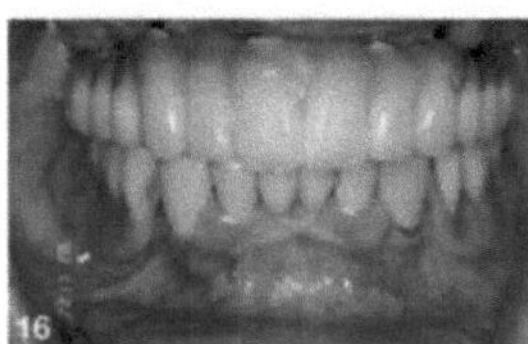

Fig 16 Uma prótese final numa arcada maxilar, que foi imediatamente carregada

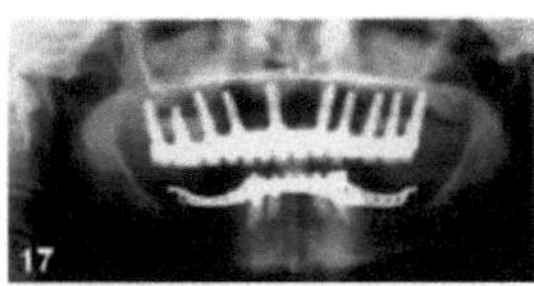

Fig. 17. Uma radiografia panorâmica do paciente da Figura 16. Existem 10 implantes, com 4 nas regiões dos caninos e incisivos e 6 nas regiões posteriores

No entanto, a restauração final deve ser fabricada em pelo menos duas secções independentes quando os implantes são colocados em ambos os quadrantes posteriores e existem menos de três pônticos adjacentes. Forças de Cantilever Um cantilever numa prótese aumenta as cargas de momento para a interface implante-osso· [82] Foi relatado que os cantilevers aumentam a perda de osso da crista, aumentam o afrouxamento do parafuso do pilar, aumentam a fratura do corpo do implante e aumentam o risco de falha do implante- [83] Por conseguinte, uma prótese de transição com carga imediata não deve ter um cantilever posterior, porque normalmente não está na zona estética e as forças de mordida são maiores nos segmentos posteriores da boca. Isto é particularmente notório em pacientes parcialmente dentados que não têm um sistema de suporte biomecânico transversal à arcada que possa diminuir o perigo de sobrecarga local. A possibilidade de um cantilever ao longo dos implantes restantes existe com restaurações parcialmente cimentadas.

Deve ser considerado um cimento definitivo para a restauração de transição para diminuir o risco de condições parcialmente retidas.

DIRECÇÃO DA CARGA OCLUSAL

A direção da tensão oclusal ao longo de uma interface de implante pode ter um impacto na RR. Em contraste com um cenário de carga offset, Barbier e Schepers descobriram que uma carga axial ao longo do corpo de um implante preserva o osso lamelar e apresenta uma RR mais baixa. [84] Os osteoclastos e as células inflamatórias também foram observados na interface para os implantes com carga offset neste estudo em animais.

Quando são aplicadas forças angulares ou cantilevers (mesiodistal ou vestibular) a uma prótese, a altura da coroa pode ser um cantilever vertical. Por isso, na restauração transitória de carga imediata, não só devem ser removidos os cantilevers posteriores, como também o ângulo de carga para o corpo do implante deve ser ao longo do eixo longo, especialmente quando a altura da coroa é mais elevada do que o habitual (Figs. 18 e 19). As superfícies oclusais planas na parte posterior reduzem a possibilidade de serem colocadas cargas inclinadas no corpo do implante. Contactos oblíquos ao remover todo o contacto oclusal com a restauração, a força aplicada à prótese em pacientes parcialmente dentados pode ser drasticamente reduzida.

Mais frequentemente, os componentes estéticos da restauração podem ser construídos sem carga oclusal. Misch e Worhle descreveram a ideia dos Dentes Imediatos Não Funcionais (N-Fit) em 1998. Apresenta vários benefícios biomecânicos e menor risco no paciente parcialmente desdentado. A possibilidade de forças parafuncionais resultantes de apertamento ou ranger de dentes é reduzida porque a ponte está ligada aos resultados do implante sem contacto oclusal. Menos de 30 lbs/in2 de força de mordida é usada durante menos de 30 minutos de alimentação. [São possíveis forças parafuncionais superiores a 500 lbs/in2 que se mantêm durante várias horas.

Esta técnica também reduz a probabilidade de restaurações parcialmente retidas, quebra da prótese e afrouxamento do parafuso do pilar. Se o paciente remover a restauração enquanto dorme, o paciente totalmente desdentado pode ser restaurado com uma sobredentadura de carga imediata para reduzir o perigo de parafunção nocturna.

A força transferida durante a utilização da prótese pode também ser reduzida através de um sistema de alívio de tensões ligado aos implantes.

DIETA

Sabe-se que a dieta pode quebrar ou soltar uma prótese de transição em próteses tradicionais. Se a prótese com carga imediata ficar parcialmente não cimentada ou fraturar, os restantes implantes que suportam a restauração correm um risco acrescido de falha por sobrecarga. Por conseguinte, a dieta do doente deve ser limitada apenas a alimentos moles durante o processo de carga imediata. A massa e o peixe são aceitáveis, enquanto que a côdea dura de algum pão, vegetais crus e fruta são contra-indicados. Por outras palavras, o doente tenta limitar o risco de uma restauração não cimentada.

PROPRIEDADES MECÂNICAS DO OSSO:

O módulo de elasticidade do osso está relacionado com a qualidade do osso. Quanto menos denso for o osso, mais baixo é o módulo. A quantidade de contacto osso-implante também é menor no caso de osso menos denso. A resistência do osso também está diretamente relacionada com a densidade do osso, sendo os tipos de osso menos densos mais fracos do que os mais densos

osso[86 ,87] . Além disso, a RR do osso cortical mais denso é mais lenta do que a do osso trabecular. Como tal, é mais provável que o osso cortical permaneça lamelar na estrutura durante o processo de carga imediata, em comparação com o osso trabecular. Consequentemente, devem ser considerados mais implantes, implantes maiores (comprimento e largura), designs de implantes com maior área de superfície, posições de implantes com maiores dimensões A-P e cantilevers reduzidos em tipos de osso de menor densidade.

O osso nas regiões anteriores do maxilar tem frequentemente osso cortical nas regiões crestal e apical. Os implantes com forma de raiz anterior devem ser colocados de modo a tentar encaixar a placa cortical oposta quando a carga imediata é contemplada. As melhores condições biomecânicas do osso cortical e a área de superfície adicional do implante são ambas vantajosas. Nas regiões posteriores, o pavimento do seio maxilar é muito fino e a posição do canal mandibular nega frequentemente o envolvimento apical do córtex ósseo oposto. Para além disso, a região posterior do maxilar tem frequentemente o maior risco de fracasso do implante quando se utiliza a abordagem de cicatrização em 2 fases. É razoável assumir que a carga imediata nesta região também deve ter um risco acrescido de fracasso. Por conseguinte, o número, a largura e o desenho do implante são métodos biomecânicos para diminuir a tensão na interface nestas regiões. Alguns membros do painel consideram que os períodos de cicatrização convencionais devem ser utilizados para todas as situações de qualidade óssea do tipo 3 ou 4 quando existe menos de 10 mm de altura óssea. O enxerto ósseo deve depender de vários factores para ser previsível.

O fornecimento adequado de sangue e a ausência de micro-movimentos são duas condições importantes.

O osso em desenvolvimento é osso tecido e corre um maior risco de sobrecarga. Os materiais iniciais de enxerto ósseo na região do corpo do implante podem levar a uma menor fixação e a percentagens de contacto inicial osso-implante mais baixas. O aumento ósseo é mais previsível quando os tecidos moles cobrem completamente o enxerto (e as membranas, quando presentes). Todas estas condições tornam o enxerto ósseo, a inserção do implante e a carga imediata mais arriscados. Por conseguinte, sugere-se que os implantes de carga imediata sejam colocados num volume ósseo existente adequado tanto para a carga precoce como para o desenho protético global correto.

O enxerto ósseo antes da colocação do implante e, em seguida, a inserção do implante e a carga imediata após a maturação do enxerto são sugeridos quando existe um volume ósseo inadequado para procedimentos reconstrutivos corretos. O desenho do implante que utilizaram foi concebido para envolver mais osso cortical, tanto para além como lateralmente ao alvéolo de extração. [88]

4. DIAGNÓSTICO E PLANEAMENTO DO TRATAMENTO

Para colocar e restaurar eficazmente implantes colocados pouco tempo depois da extração de dentes, o diagnóstico e o planeamento do tratamento são cruciais. Ao avaliar um paciente para implantes dentários, devem ser tidas em conta algumas sugestões, dependendo das circunstâncias específicas: histórias médicas e dentárias completas, moldes de estudo, radiografias periapicais e panogramas, tomografia linear ou tomografia computorizada dos locais dos possíveis implantes, fotografias clínicas e histórias médicas e dentárias detalhadas.

Determinar o prognóstico da dentição e, em particular, o prognóstico do dente problemático, é a fase mais crucial do processo de planeamento do tratamento. Cáries não restauráveis, fracturas radiculares com grandes pinos endodônticos, reabsorção radicular, relação coroa/raiz insuficiente, comprimento radicular remanescente, níveis de fixação periodontal, estado da furca, saúde periodontal dos dentes próximos do local proposto para o implante e dentes duvidosos que necessitam de retratamento endodôntico são alguns exemplos de razões para a extração de dentes. [89]

Os dentes que requerem a remoção da raiz, hemi secções ou procedimentos periodontais avançados podem ter um prognóstico questionável e devem ser dadas aos pacientes opções razoáveis antes de estes procedimentos serem implementados. Da mesma forma, a opção de colocação de implantes em dentes não vitais, fracturados na margem gengival e com raízes mais curtas do que 13 mm deve ser considerada como o tratamento de eleição - [89]Estes dentes necessitarão de terapia endodôntica, pinos e coroas, e procedimentos de alongamento da coroa se forem tratados convencionalmente. Quando o alongamento da coroa envolve a remoção de três ou mais milímetros de fixação periodontal, o comprimento da raiz resultante tem uma fixação deficiente. Quando os dentes estão a ser avaliados como pilares para próteses parciais fixas, estas caraterísticas são cruciais. Também é necessário ter em conta a relação risco/benefício.

Antes de iniciar o tratamento, é importante ter em conta a morfologia óssea na zona estética, a vieira do periodonto, o nível do osso crestal e interproximal, a linha do sorriso e a morfologia dos tecidos gengivais. [Antes da colocação do implante, deve ser examinada a distância provisória proposta, as relações de contacto actuais e o osso interproximal.

Nos locais implantados, os pacientes com periodonto fino ou moderadamente fino sofrerão recessão dos tecidos moles. Antes da remoção do dente e da colocação do implante nestas circunstâncias, são aconselhadas técnicas ortodônticas de erupção forçada. Isto permite que os tecidos moles e o osso se desloquem coronalmente, assegurando a existência de tecido mucoso suficiente junto ao implante. O enxerto de tecido conjuntivo subepitelial pode aumentar a altura e a espessura do tecido quando há falta de tecido mole, melhorando os resultados cosméticos. [91]

Este procedimento compensa a ligeira recessão dos tecidos moles que ocorre normalmente após a extração de dentes.

A disponibilidade de osso nativo, a forma, a qualidade, a quantidade, a largura e a altura do osso devem ser tidas em conta durante a avaliação radiográfica. É aconselhável ter osso com pelo menos 4-5 mm de largura na crista e 10 mm de largura ou mais da crista alveolar até uma altura segura acima do canal mandibular. [92]

Deve estar disponível uma distância suficiente na direção coronal do seio maxilar e do pavimento do nariz. Para um resultado estético satisfatório na zona estética, a altura do osso interproximal deve ser de 5 mm ou menos, quando medida a partir do ponto de contacto do dente adjacente. À medida que a distância entre o ponto de contacto e o osso interproximal aumenta, a probabilidade de retenção da papila interproximal após a colocação do implante diminui

Os pacientes devem ser informados das potenciais deficiências estéticas se os implantes forem colocados em zonas estéticas comprometidas. Uma vez confirmada a decisão de que o paciente é um candidato à colocação imediata de implantes, deve ser utilizada uma guia cirúrgica para assegurar a colocação correta do implante. Deve estar disponível um aparelho provisório com um pôntico ovalado para ser inserido após a colocação do implante. [93]

Procedimento de extração de dentes e colocação de implantes

O paciente é anestesiado e podem ser utilizados vários procedimentos de retalho para obter acesso para a extração do dente -[94] . A sequência cirúrgica de rotina para a colocação de um único dente na zona estética após a colocação imediata de implantes, utilizando um método minimamente invasivo. A infeção estava presente, como evidenciado pelo exsudado purulento que exsudava dos aspectos palatinos. Muitos clínicos adiam o tratamento de locais que apresentam infeção. Villa relatou recentemente uma série de casos de pacientes em que os implantes foram instalados imediatamente após a extração -[95] Os dentes extraídos apresentavam sinais de infecções periodontais ou endodônticas. Aos dois anos, a taxa de sobrevivência cumulativa foi de 100%. Os resultados deste estudo indicam que, uma vez que os dentes infectados foram removidos e os implantes colocados, não há resultados adversos para os locais implantados.

Os dentes a serem removidos e os implantes colocados imediatamente após a extração podem ser acedidos utilizando uma abordagem aberta, em forma de aba, ou com uma técnica minimamente invasiva. Com experiência, o cirurgião pode deslocar os tecidos marginais por vestibular/linguais para obter acesso ao local da cirurgia. Uma cureta Molt C2 (Hufriedy, Chicago) pode ser usada para luxar a raiz mesialmente e distalmente. Deve ter-se o cuidado de não luxar por vestibular-lingual. Uma força excessiva nesta direção pode danificar a placa vestibular. Após a remoção do dente, utiliza-se uma cureta para explorar a localização da placa vestibular e confirmar que está intacta. A guia cirúrgica é colocada sobre o local da cirurgia e é utilizada uma broca de precisão afiada (NobelBiocard, Precision Drill, Yorba Linda, Califórnia) para penetrar na parede palatina do alvéolo de extração. Esta broca guia as brocas utilizadas para criar a osteotomia. Na região anterior do maxilar, é importante evitar colocar o implante diretamente no alvéolo de extração. A colocação do implante nesta posição irá invariavelmente fazer com que o implante perfure a placa vestibular e comprometa a sobrevivência do implante. O eixo do implante deve estar nivelado com os bordos incisais dos dentes adjacentes ou ligeiramente palatino em relação a este ponto de referência.

Deve ser utilizado um indicador de direção para verificar a angulação e a trajetória corretas do implante proposto. Os procedimentos de perfuração padrão são efectuados de acordo com as instruções dos fabricantes. Na zona estética, a cabeça do implante deve ficar, no mínimo, 3 mm apicalmente a uma linha imaginária que liga as junções cemento-esmalte dos dentes adjacentes e apicalmente ao osso interproximal e à crista· [96]

É colocado um pilar de cicatrização ou um parafuso de cobertura no implante. O pilar de cicatrização deve estar nivelado ou ligeiramente apical em relação aos tecidos marginais adjacentes. As papilas interproximais adjacentes ao implante podem ser adaptadas com suturas interrompidas sob tensão mínima· O provisório é então inserido e avaliado, certificando-se de que o pôntico está livre do pilar de cicatrização. A restauração provisória deve ter um pôntico ovalado para suportar os tecidos adjacentes e ajudar a preservar a anatomia do tecido mole adjacente ao implante. O doente é instruído sobre os cuidados pós-operatórios corretos e as suturas são removidas em sete a 10 dias. A restauração do implante pode ser efectuada assim que a osseointegração for confirmada (região anterior do maxilar quatro a seis meses). Se um implante colocado imediatamente invadir o seio maxilar, poderá ser prudente adiar a colocação do implante, aumentar o seio, permitir a cicatrização óssea e, em seguida, colocar o implante [97]

A lacuna

Por vezes, os tecidos marginais não se adaptam ao pilar de cicatrização. Em estudos experimentais, se o espaço for demasiado grande, forma-se tecido conjuntivo entre o aspeto coronal do implante e o osso circundante· [98] Uma série de estudos em animais e humanos demonstrou que pequenos espaços entre os implantes e o osso serão preenchidos com osso, com ou sem materiais de enxerto ou barreiras. Botticelli *et al.* criaram defeitos circunferenciais com 1,0-2,5 mm de largura em cães. Em alguns locais, o osso labial adjacente ao alvéolo foi reduzido.

Durante um período de cicatrização de quatro meses, os defeitos circunferenciais cicatrizaram com osso. Nos locais onde o osso labial foi reduzido, ocorreu cicatrização óssea adequada nos aspectos mesial, distal e lingual do defeito, mas ocorreu redução do volume ósseo na superfície labial. Os mesmos autores repetiram o estudo. Foram inseridos implantes especiais nos defeitos, deixando um espaço de 1,02,5 mm entre os implantes e o osso circundante. Foi utilizado osso bovino isolado ou com uma barreira reabsorvível para aumentar alguns locais, enquanto outros foram deixados a cicatrizar espontaneamente. Foi demonstrado que aos quatro

meses, todos os defeitos foram preenchidos com osso recém-formado e o biomaterial colocado no defeito marginal em conjunto com a instalação do implante foi incorporado no tecido ósseo recém-formado.

Foi estabelecido um elevado grau de contacto entre as partículas de osso bovino e o osso recém-formado. No modelo utilizado, o osso bovino *não melhorou* o processo de formação óssea e de encerramento do defeito. Recentemente, foi relatado um ensaio prospetivo utilizando várias técnicas de aumento em locais de implantes imediatos [99]. [99] Foi comparada a eficácia de combinações de membranas e enxertos de osso autógeno em implantes imediatos.

Na prática, quando o espaço está presente, não é feito qualquer esforço para avançar cirurgicamente o retalho. É colocada uma pequena quantidade de aloenxerto ou aloplastro entre a margem e o pilar do implante. Este material é deixado exposto. Dentro de algumas semanas, algum do material será esfoliado e a mucosa gengival migrará sobre os materiais expostos e a cicatrização decorre sem problemas. O osso bovino tem sido utilizado para aumentar pequenos espaços adjacentes a implantes colocados imediatamente. Os resultados destes estudos demonstram que o osso bovino não afecta a sobrevivência dos implantes. É importante reconhecer que a colocação de osso bovino, aloenxertos ou outras substâncias com ou sem membranas de barreira pode suportar ou melhorar os contornos dos tecidos moles; no entanto, não se pode confiar nestes materiais para melhorar a osteointegração.

Preservação de soquetes

A preservação do alvéolo é um termo relativamente novo na implantologia dentária. Implica que a colocação de materiais implantáveis variados dentro dos alvéolos, isoladamente ou com membranas de barreira, mantém a anatomia do alvéolo. Até à data, não existem provas conclusivas de que este procedimento mantenha as dimensões originais do alvéolo. Existem algumas provas de que a colocação de materiais estranhos nos alvéolos de extração interfere com a formação óssea normal - [100] IasellaeZ *al.* compararam a cicatrização de alvéolos normais com alvéolos enxertados com osso liofilizado desmineralizado e cobertos com uma membrana de barreira de colagénio. Os alvéolos não aumentados ou enxertados diminuíram em largura numa média de 1,7 mm, enquanto os locais enxertados diminuíram em 1,2 mm (diferença de 0,5 mm). A quantidade de osso observada na análise histológica foi ligeiramente superior nos locais de preservação, embora estes locais incluíssem tanto osso vital como não vital. Outros compararam as dimensões da crista e as caraterísticas histológicas de cristas preservadas com dois materiais de enxerto diferentes.

As dimensões horizontais e verticais do rebordo foram determinadas utilizando um paquímetro digital e um gabarito.

Quatro meses após a extração, foi obtido um núcleo de trefina para análise histológica.

O aloenxerto misturado com um suporte de massa experimental produziu um preenchimento ósseo significativamente mais vital do que a utilização de um xenoenxerto sem material de suporte. As dimensões da largura e altura do rebordo foram preservadas de forma semelhante com ambos os materiais de enxerto. A colocação de materiais nos alvéolos de extração pode ser designada por interferência Osseo. Existem provas de que as barreiras reabsorvíveis sem enxerto reduzem a reabsorção do rebordo alveolar após a extração dentária [101]

Após a elevação dos retalhos bucal e lingual de espessura total e a extração dos dentes, os locais experimentais foram cobertos com membranas bioabsorvíveis; os locais de controlo não receberam membranas de barreira. Os pinos de titânio serviram como pontos de referência fixos para as medições. Os retalhos foram avançados de forma a obter o encerramento primário da ferida cirúrgica. Não houve exposição da membrana durante a cicatrização. As cirurgias de reentrada foram efectuadas aos seis meses. Os resultados mostraram que os locais experimentais apresentaram uma perda significativamente menor da altura do osso alveolar, maior preenchimento ósseo interno do alvéolo e menor reabsorção horizontal do rebordo ósseo alveolar. Este estudo sugere que o tratamento de alvéolos de extração com membranas feitas de polímeros de glicolida e lactídeo é valioso na preservação do osso alveolar em alvéolos de extração e na prevenção de defeitos do rebordo alveolar. A utilização destes materiais pode minimizar a reabsorção da crista e pode ser indicada para minimizar a reabsorção do rebordo se os implantes dentários não fizerem parte do plano de tratamento. A colocação de implantes nestes materiais pode limitar a osseointegração. Até existirem provas suficientes de que estes materiais mantêm a anatomia do alvéolo e não interferem com a osteointegração, deve ter-se cuidado. [102]

Base biológica da carga imediata Cooper definiu três factores biológicos a considerar para que a osteointegração ocorra com carga imediata:

(1) factores que afectam a osteogénese (formação óssea).

(2) factores que afectam a osteólise peri-implantar (reabsorção óssea); e

(3) efeitos do micro movimento na peri-implantosteogénese.

A osteogénese depende do tempo, pelo que a manutenção da estabilidade do implante é fundamental. A estabilidade inicial do implante diminui nas primeiras 3-6 semanas após a colocação, devido à remodelação e a um aumento do rácio entre osso tecido e osso lamelar. A interface osso-implante torna-se assim mais suscetível aos efeitos do micromovimento. O limiar a partir do qual a osteogénese será afetada de forma prejudicial é geralmente considerado como sendo de 150lm.

Clinicamente, este facto pode ser minimizado com uma imobilização rígida dos implantes, quando aplicável, e com a redução da carga oclusal. Os implantes de superfície oxidada demonstraram ser benéficos na redução da perda de estabilidade em comparação com os implantes de superfície maquinada.

Diretrizes para o carregamento imediato:

Dentro das limitações desta revisão, podem ser dadas algumas diretrizes para o clínico praticante. A caraterística mais saliente de todas as revisões é o facto de a carga imediata de implantes ser uma modalidade que requer um maior grau de experiência e competência clínica. As taxas de sucesso apresentadas são normalmente semelhantes, mas não necessariamente melhores do que um protocolo de carga convencional. Por esta razão, o clínico inexperiente ou em desenvolvimento deve optar pelo protocolo de carga convencional se a situação clínica não for óptima. [103]

Os factores mediados pelo doente, tais como doenças sistémicas ou medicamentos que comprometam a cicatrização óssea, diabetes, parafunção e tabagismo, devem ser considerados como uma contraindicação para a carga imediata. A colocação do implante deve ser efectuada de modo a atingir um elevado nível de estabilidade. A maioria concorda que é necessário um binário de inserção de, pelo menos, 32 Ncm e uma análise da frequência de ressonância de, pelo menos, 60 ISQ. Quando este teste foi utilizado, a base global de provas é fraca e relativamente empírica e, consequentemente, significa a necessidade de mais estudos clínicos controlados de alta qualidade para investigar estas variáveis.

A mandíbula edêntula possui o nível mais elevado de provas clínicas que sugerem que uma prótese afixada em, pelo menos, quatro implantes colocados proporcionará um elevado grau de sucesso. Também existe evidência suficiente para apoiar a colocação de dois implantes, com ou sem esplintagem, para reter uma sobredentadura quando a dentição oposta é uma prótese completa. Existe também investigação piloto que sugere que 1 implante na linha média da sínfise pode ser uma modalidade de tratamento viável.

A maxila edêntula tem evidências mais limitadas para apoiar pelo menos 4 implantes e uma prótese fixa, no entanto, a maioria dos estudos tem pelo menos 6 implantes. Não existe evidência disponível para a utilização de sobredentaduras de carga imediata no maxilar. As próteses fixas parcialmente edêntulas em ambos os maxilares têm evidência limitada para apoiar um protocolo de carga imediata devido à heterogeneidade dos estudos.

Foram obtidos bons resultados em muitos estudos, mas o pequeno número de pacientes tratados e de implantes colocados, bem como os períodos de acompanhamento geralmente curtos, impedem conclusões definitivas. O implante de um único dente, particularmente na maxila, tem muitos estudos que mostram um elevado nível de sucesso. A maioria, porém, tem períodos de acompanhamento curtos e critérios de exclusão rigorosos. O papel da oclusão ainda não foi determinado. A presença de parafunção ou um esquema oclusal desfavorável é uma contraindicação definitiva na maioria dos estudos, e aos olhos da maioria dos clínicos experientes, quando se trata de substituições de curta duração [104].

5. VANTAGENS DA COLOCAÇÃO IMEDIATA DE IMPLANTES

Diminuição do tempo e do custo do tratamento:

O procedimento de colocação imediata reduz o número de consultas cirúrgicas, uma vez que não é necessário um período de cicatrização pós-operatório. Devido ao menor número de consultas cirúrgicas, o desconforto e a morbilidade do doente são reduzidos. Para além disso, é necessário menos tempo de cadeira, o que reduz o custo global do procedimento.

Diminuição da necessidade de aumento ósseo:

Uma vez que o implante é colocado ao mesmo tempo que a extração, não ocorre o processo de remodelação óssea, no qual o osso é reabsorvido da face para a lingual, resultando frequentemente em dimensões ósseas comprometidas. Se não for efectuado um implante imediato ou um enxerto no momento da extração, foi demonstrado que a reabsorção resulta em cerca de 1 a 2 mm de altura óssea vertical e 4 a 5 de largura óssea horizontal no espaço de 1 a 3 anos - [0[15]] Estudos adicionais demonstraram que, 6 meses após a extração, a cicatrização óssea tem uma média de cerca de 1,24 mm de perda óssea vertical (intervalo de 0,9-3,6 mm) e 3,79 mm de diminuição óssea horizontal (intervalo de 2,46-4,56 mm) (Fig. 32.2). [0][16]

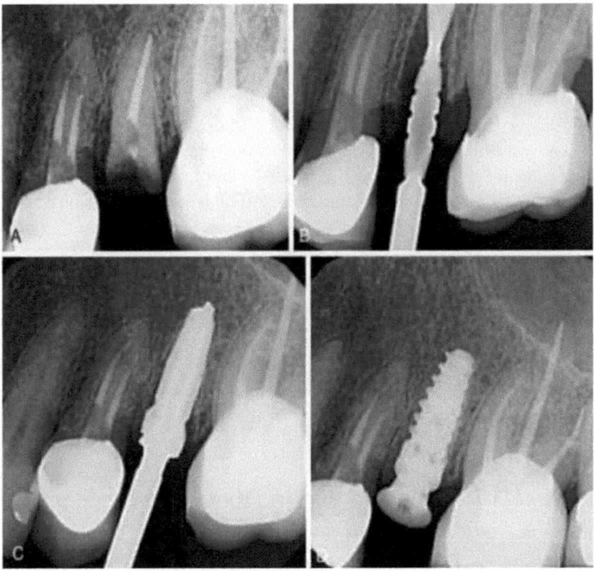

- Fig. 32.1 Implante de colocação imediata. (A) Segunda fratura bicúspide do maxilar não restaurável. (B e C) Verificação da broca piloto inicial e da broca final que encaixa no osso apicalmente ao ápice da raiz. (D) Colocação imediata do implante final.

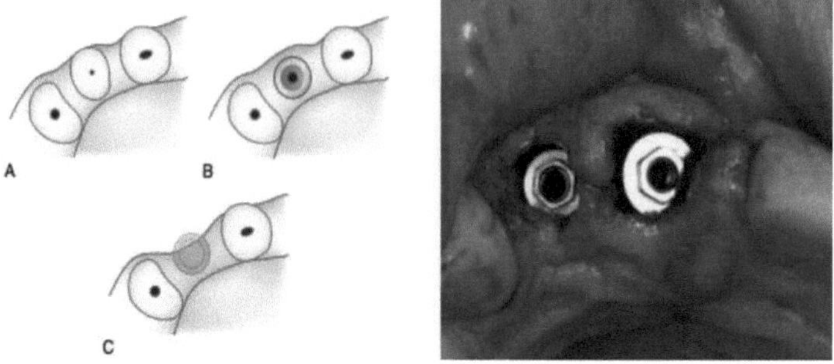

Fig. 32.2 (A) Raiz do dente existente a suportar a placa vestibular. (B) O implante imediato suporta a placa vestibular. (C) Diagrama que representa a reabsorção da - Fig. 32.3 A colocação imediata do implante com uma reflexão mínima dos tecidos moles permite a preservação da cobertura dos tecidos moles e resulta num osso vestibular reduzido que requer enxerto ósseo antes da colocação do implante. recessão maligna

Preservação do tecido mole drapeado:

Um benefício adicional da colocação imediata de implantes após a extração dentária está relacionado com a preservação da cobertura de tecido mole. Na maioria das vezes, após a extração do dente, a cobertura de tecido mole perde-se e fica comprometida. A técnica de colocação imediata de implantes tem sido descrita como uma "técnica de preservação", porque a arquitetura gengival é preservada. Se a cobertura de tecido mole não for mantida, resultarão "triângulos negros" nas áreas interproximais, o que compromete a estética a longo prazo e/ou contribui para a doença peri-implantar (Fig. 32.3).

Melhoria do posicionamento do implante:

Uma vez que o implante é colocado no local de extração existente, o posicionamento ideal do implante é muito mais fácil para o médico. Num protocolo de implante faseado, muitas vezes o osso disponível não está na posição ideal (ou seja, o rebordo está posicionado mais para lingual), o que leva a uma colocação incorrecta do implante, com as consequentes complicações da prótese sobre implante.

DESVANTAGENS DA COLOCAÇÃO IMEDIATA

Morfologia do sítio:

Após a extração do dente, as dimensões do alvéolo remanescente (ou seja, as dimensões mesial-distal e vestibular-lingual) são normalmente muito diferentes do diâmetro do implante. Por conseguinte, existe uma discrepância entre o diâmetro do implante e a morfologia do alvéolo, o que resulta em defeitos ósseos. Por exemplo, o molar superior tem um diâmetro médio cervical mesial- distal de 8,0 mm e um diâmetro vestíbulo-lingual de 10,0 mm. Após a extração, normalmente é inserido um diâmetro de 5,0 ou 6,0 mm que deixa uma discrepância de 2,0 a

3,0 mm (mesial-distal) e de 4,0 a 5,0 mm vestibular-lingual (Fig. 32.4).

Técnica cirúrgica:

É mais complicado A colocação de um implante num local de extração é normalmente muito mais exigente do ponto de vista cirúrgico. As técnicas são específicas do local e, normalmente, não seguem os protocolos de colocação cirúrgica padrão dos fabricantes. Mais concretamente, é muitas vezes difícil alcançar a estabilidade primária devido à fraca densidade óssea ou à quantidade de osso comprometida (Fig. 32.5).

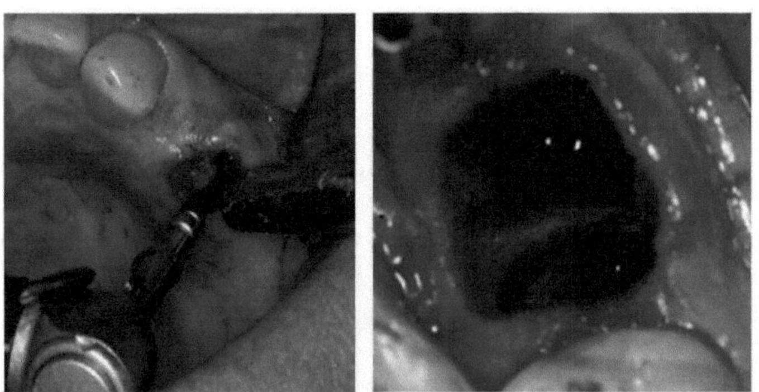

Fig. 32.4 Morfologia do local de implantação deficiente: Extração mandibular resultando em osso mini-mal para colocação imediata de implantes.
Fig. 32.5 A colocação cirúrgica num local de extração requer um conjunto de competências acrescido.

Limitações anatómicas:

É frequentemente necessário aprofundar a osteotomia 2 a 4 mm apicalmente ao alvéolo de extração existente (parede apical) para obter estabilidade primária. Isto pode resultar no impacto em estruturas vitais, resultando em deficiências neurosensoriais, perfuração no seio maxilar ou na cavidade nasal, ou perfuração das placas corticais.

Na parte anterior do maxilar, a cavidade nasal pode ser penetrada e, na parte posterior, o seio maxilar pode ser violado, o que pode predispor o paciente a rinossinusite. Na mandíbula posterior, a extensão da osteotomia mais profunda pode levar à violação do canal mandibular e à consequente lesão do nervo (ou seja, especialmente comum em posições nervosas do tipo 1) ou perfuração da placa lingual (Fig. 32.6).

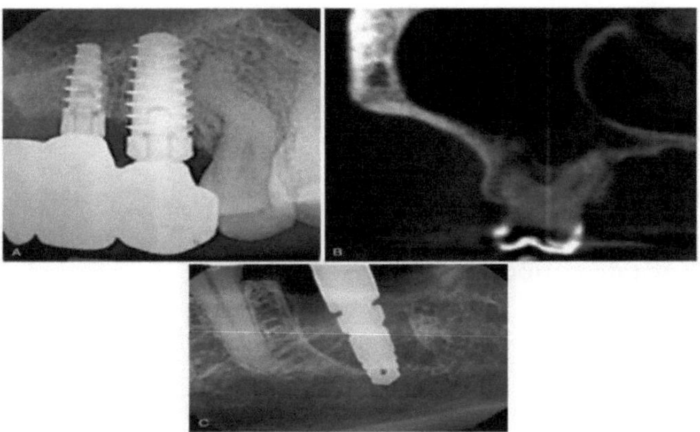

Fig. 32.6 Limitações anatómicas. (A) Implante maxilar a penetrar na cavidade nasal. (B)

Molar superior que não apresenta osso hospedeiro para colocação imediata do implante devido à localização do seio maxilar. (C) Colocação do implante posicionado mais apicalmente ao alvéolo radicular, o que colide com o canal mandibular.

Falta de fecho primário:

Normalmente, é difícil ou mesmo impossível obter um encerramento primário após a extração dentária e a colocação imediata de implantes. A menos que seja efectuada uma grande incisão e o tecido seja esticado, é muitas vezes difícil aproximar os tecidos. Por conseguinte, normalmente é necessário colocar uma membrana sobre o local da extração. A realização de incisões de base larga maiores com incisões de libertação vertical resulta no comprometimento do fornecimento de sangue e, normalmente, não se justifica.

Nalguns casos, quando existem tecidos queratinizados comprometidos, podem ser indicados enxertos de tecido livre, subepitelial ou de tecido conjuntivo após a fase I da cicatrização para restaurar o tecido queratinizado ligado à face.

Presença de patologia aguda/crónica:

Embora os estudos tenham demonstrado que os implantes imediatos podem ser colocados com sucesso após a extração de dentes em locais infectados, existe obviamente um risco acrescido. Uma vez que podem estar presentes bactérias residuais após uma extração, a cicatrização pode ser afetada e a morbilidade mais elevada. Se estiver presente exsudado, o pH é reduzido, o que pode causar a reabsorção do osso enxertado mediada pela solução e a contaminação do corpo do implante devido a uma camada de esfregaço bacteriano. Por conseguinte, a colocação de implantes num local infetado é um tópico controverso na implantologia dentária e o implantodontista deve estar consciente das possíveis complicações associadas (Fig. 32.7).

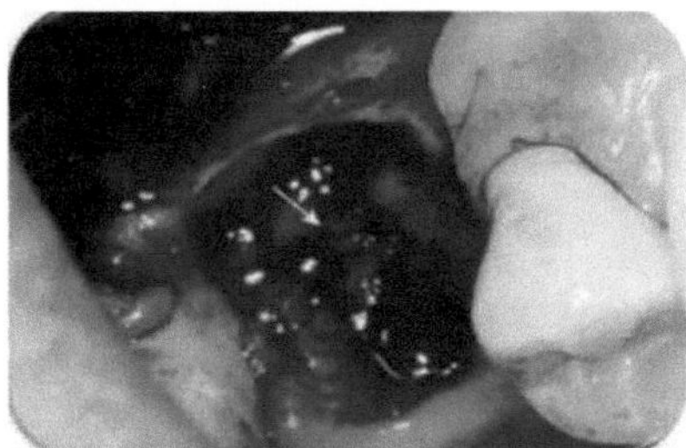

Fig. 32.7 Local pós-extração exibindo patologia aguda.

Consequências da falha do implante:

Se a falha do implante resultar de um implante imediato, podem ocorrer complicações significativas. Normalmente, é necessário efetuar um aumento ósseo, o que atrasa o tratamento e aumenta os custos. Os estudos demonstraram que uma substituição do implante (segunda vez) tem uma taxa de sucesso de aproximadamente 71% e uma terceira substituição tem uma taxa de sucesso de aproximadamente 60% [107,10 8] Por conseguinte, a falha do implante pode conduzir a muitos problemas financeiros e relacionados com o doente.

6. CARGA OCLUSAL IMEDIATA: FACTORES QUE DIMINUEM OS RISCOS DE MICROESTRIAS ÓSSEAS

Quando o osso é carregado, a sua forma pode alterar-se. Esta alteração pode ser medida como deformação. Frost [10 9] desenvolveu uma linguagem de micro-deformação para o osso com base na sua resposta biológica a diferentes níveis de micro-deformação (Fig. 33.7). O osso fracturase a 10.000 a 20.000 unidades de microdeformação (me) (1%-2% de deformação). No entanto, a níveis de 20% a 40% deste valor, o osso já começa a desaparecer ou a formar tecido fibroso e é designado por zona de sobrecarga patológica. A micro tensão ideal para o osso é chamada de zona fisiológica ou adaptada. A taxa de remodelação do osso nos maxilares de um dentatecanino ou humano que se encontra na zona fisiológica é de cerca de 40% por ano-[110] Nestes níveis de tensão, o osso pode remodelar e permanecer um osso lamelar organizado e mineralizado. Esta é a chamada zona de suporte de carga ideal para uma interface de implante. A zona de sobrecarga ligeira corresponde a um nível intermédio de micro-deformação entre a zona de suporte de carga ideal e a sobrecarga patológica. Nesta região de tensão, o osso inicia um processo de cicatrização para reparar micro-fracturas, que são frequentemente causadas por fadiga. Histologicamente, o osso neste intervalo é designado por osso tecido reativo. Em vez de ser o traumatismo cirúrgico a causar esta reparação óssea acelerada, é o microesforço que causa o traumatismo por sobrecarga. Em ambas as condições, o osso é menos mineralizado, menos organizado, mais fraco e tem um módulo de elasticidade mais baixo. Um dos objectivos de um sistema de prótese sobre implante com carga imediata é diminuir o risco de sobrecarga oclusal e o consequente aumento da taxa de remodelação óssea. Nestas condições, o fenómeno aceleratório regional cirúrgico pode substituir a interface óssea sem o risco adicional de sobrecarga biomecânica. Quando a deformação é colocada no eixo horizontal e a tensão é posicionada no eixo vertical, a relação entre estes dois índices mecânicos resulta na flexibilidade ou módulo de elasticidade de um material. Portanto, o módulo transmite a quantidade de deformação num material (deformação) para um determinado nível de carga (tensão). Quanto menor for a tensão aplicada ao osso (força dividida pela área da superfície funcional que recebe a carga), menor será a microdeformação no osso (Fig. 33.8). Por conseguinte, um método para diminuir a micro tensão e a taxa de remodelação no osso é proporcionar condições que aumentem a área de superfície funcional para a interface implante-osso.43 A área de superfície de carga pode ser aumentada de várias formas: número de implantes, tamanho dos implantes, desenho dos implantes e condições da superfície do corpo do implante. A força exercida sobre a prótese também está relacionada com a tensão e pode ser alterada em termos de magnitude, duração, direção ou tipo. Os métodos que afectam a quantidade de força incluem as condições do doente, a posição do implante e a direção da carga oclusal.

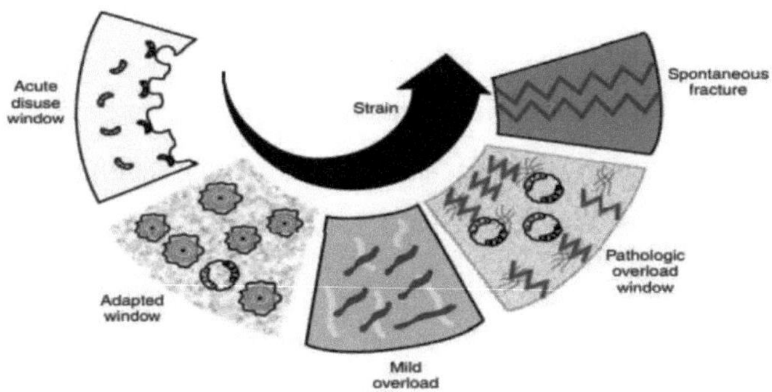

Fig. 33.7 Frost relatou quatro padrões distintos de microtensão no osso. A janela de desuso agudo resulta em atrofia, a janela adaptada é a resposta fisiológica do osso organizado, a zona de sobrecarga ligeira corresponde a fracturas por fadiga com formação de osso tecido reativo e a zona de sobrecarga patológica causa reabsorção óssea. (Os dados são de Frost HM. Adaptação mecânica da teoria do mecha nostat de Frost. In: Martin DB, Burr DB, eds. Structure, Function and Adaption of Compact Bone (Estrutura, Função e Adaptação do Osso Compacto). New York: Raven Press; 1989).

Área de superfície aumentada Número do implante:

O médico pode aumentar a área de superfície funcional da carga oclusal numa interface de implante aumentando o número de implantes. Por conseguinte, em vez de três a cinco implantes para suportar uma prótese fixa, é mais prudente a utilização de implantes adicionais quando está planeada a carga imediata. Os relatórios de carga imediata na literatura com a percentagem de sobrevivência mais baixa correspondem a um menor número de implantes carregados - [112] Em vários estudos, foram inseridos 10 a 13 implantes e colocados em conjunto por arcada, e a taxa de sobrevivência dos implantes pode ser superior a 97%. [109-113] O aumento do número de implantes também aumenta a retenção da restauração e reduz o número de pônticos. O aumento da retenção minimiza a ocorrência de restaurações parcialmente não retidas durante a cicatrização, o que pode sobrecarregar os implantes que ainda suportam a restauração. A diminuição do número de pônticos pode diminuir o risco de fratura da prótese de transição, que também pode ser uma fonte de sobrecarga para os restantes implantes que suportam a prótese. Em geral, a maxila requer mais implantes do que a mandíbula. Esta abordagem ajuda a compensar o osso menos denso e o aumento das direcções de força frequentemente encontradas na arcada maxilar.

Tamanho do implante:

A área de superfície também pode ser aumentada através do tamanho do implante. Cada aumento de 3 mm no comprimento pode melhorar a área de superfície de suporte em mais de 20%. [11 4] O benefício do aumento do comprimento não se encontra na interface crista-osso, mas sim na estabilidade inicial da interface osso-implante. A maioria das tensões numa interface implante-osso concentra-se na crista óssea, pelo que o aumento do comprimento do implante pouco faz para diminuir a tensão que ocorre na região transóssea em redor do implante. [11 5] Por conseguinte, o comprimento não é um método eficaz para diminuir o stress porque não resolve o problema na região da área de superfície funcional da interface implante-osso. No entanto, uma vez que o implante é carregado antes do estabelecimento de uma interface histológica, o comprimento do implante é mais relevante para aplicações de carga imediata, especialmente em tipos de osso mais macios. O comprimento adicional do implante também pode permitir que o implante encaixe na placa cortical oposta, o que aumenta ainda mais a estabilidade inicial do implante.

Desenho do corpo do implante:

O desenho do corpo do implante deve ser mais específico para carga imediata, uma vez que o osso não teve tempo de amadurecer e crescer em reentrâncias ou rebaixos no desenho ou de se fixar a uma condição de superfície antes da aplicação da carga oclusal. No caso de um implante roscado, o osso está presente na profundidade das roscas desde o dia da inserção. Por conseguinte, a área de superfície funcional é maior durante o formato de carga imediata. O número de roscas também afecta a quantidade de área disponível para resistir às forças durante a carga imediata. Quanto maior for o número de roscas, maior será a superfície funcional no momento da carga imediata.

Condições de força reduzida:

O clínico pode avaliar as forças em termos de magnitude, duração, direção e tipo. Idealmente, estas condições devem ser reduzidas para minimizar a ampliação dos efeitos nocivos destas forças.

Factores do doente:

Quanto maior for a força oclusal aplicada à prótese, maior é o stress na interface implante-osso e maior é a tensão no osso. Por conseguinte, as condições de força que aumentam a carga oclusal aumentam os riscos de carga imediata. As parafunções como o bruxismo e o apertamento representam factores de força significativos, porque a magnitude da força é aumentada, a duração da força é aumentada e a direção da força é mais horizontal do que axial aos implantes, com um maior componente de cisalhamento.38 Balshi e Wolfinger41 relataram que 75% de todas as falhas na carga oclusal imediata ocorreram em pacientes com bruxismo. No seu relatório, foram colocados 130 implantes em 10 pacientes, com 40 implantes com carga imediata e 90 implantes seguindo a abordagem tradicional de duas fases. Os autores registaram uma taxa de sobrevivência de 80% para os implantes de carga imediata, em comparação com 96% para o protocolo tradicional. Grunder [11 2] avaliou a carga imediata em oito pacientes edêntulos, quatro dos quais apresentavam bruxismo. As taxas de sucesso global foram de 87% na maxila e 97% na mandíbula, com cinco das sete falhas de implantes no grupo com bruxismo. As cargas parafuncionais também aumentam o risco de afrouxamento do parafuso do pilar, de próteses não retidas ou de fratura da restauração de transição utilizada para a carga imediata. Se ocorrer alguma destas complicações, é mais provável que os restantes implantes que são carregados falhem.

Direção da carga oclusal:

A direção da carga oclusal pode afetar a taxa de remodelação. Uma carga axial no corpo de um implante mantém mais osso lamelar e tem uma taxa de remodelação mais baixa em comparação com um implante com uma carga deslocada. Num estudo com animais, Barbier e Schepers [11 3] observaram osteoclastos e células inflamatórias na interface de implantes com carga offset e notaram osso lamelar e uma menor taxa de remodelação em torno de implantes com carga axial no mesmo animal. Por conseguinte, o clínico deve eliminar os cantilevers posteriores na restauração transitória de carga imediata, uma vez que estes ampliam os efeitos prejudiciais da direção da força.

Posição do implante:

Os implantes dentários têm sido amplamente utilizados para reter e suportar próteses parciais fixas em arco cruzado (FPDs). A posição do implante é frequentemente tão importante como o número de implantes. Por exemplo, recomenda-se a eliminação de cantilevers em dois implantes que suportam três dentes, em vez de posicionar os implantes um ao lado do outro com um cantilever-[116] O splint de arco cruzado formando um arco é um desenho eficaz para reduzir a tensão em todo o sistema de suporte do implante. Por conseguinte, o conceito de posição da arcada esplintada é vantajoso para a prótese de transição de carga imediata em pacientes completamente desdentados.

VANTAGENS DO PROTOCOLO DE CARGA IMEDIATA:

Menos desconforto para os pacientes:

Quando é utilizado o princípio de carga imediata, o desconforto e a morbilidade do doente são reduzidos. Não é necessária uma segunda fase de cirurgia (ou seja, a desobturação), pelo que o doente terá menos consultas. Em muitas situações de carga retardada, é necessário que o doente use uma prótese amovível durante o período de cicatrização. Isto não só leva a um maior desconforto e incómodo para o doente, como também aumenta a possibilidade de sobrecarga do tecido e/ou implante. Com a técnica de carga imediata, não é utilizada uma prótese amovível, diminuindo assim a morbilidade para o doente.

Tratamento mais rápido:

O protocolo de carga imediata reduz a necessidade de uma segunda fase da cirurgia e a subsequente cicatrização do tecido. Por conseguinte, é indicado um fluxo de trabalho cirúrgico mais simplificado que conduz a um tempo de tratamento mais curto. Além disso, na maioria dos casos, a intervenção cirúrgica e os procedimentos complexos de aumento ósseo não são necessários para restaurar as cristas reabsorvidas que

MICROESTRATURA ÓSSEA resulta do processo de remodelação óssea pós-extração. Isto resulta num número muito menor de consultas e num tempo de tratamento mais curto.

Mais Ideal Soft Tissue Drape:

Nalgumas situações clínicas, a colocação de uma prótese no momento da cirurgia permite uma melhor cicatrização do tecido mole. O tecido circundante tem a oportunidade de amadurecer e cicatrizar de acordo com a prótese existente. Isto é muito importante em áreas estéticas, onde a contração do tecido mole após a cirurgia de segunda fase pode comprometer as margens do tecido mole e os contornos da papila.

Satisfação imediata e aceitação do paciente:

A colocação de uma prótese imediatamente após a colocação do implante tem sido associada a uma maior aceitação psicológica e satisfação do paciente. Nos casos de extracções de arcada completa, a colocação imediata de uma prótese não só melhora a estética, como também mantém a função mastigatória e a massa muscular. Blomberg e Lindquist5 avaliaram pacientes submetidos a extracções e colocação imediata de uma ponte suportada por implantes e a sua satisfação geral com o procedimento. Na sua esmagadora maioria, os pacientes declararam uma melhoria significativa na sua qualidade de vida e um aumento da autoconfiança - [117]

Maior contacto osso-implante:

Existem inúmeros estudos que relatam taxas de sucesso positivas com implantes de carga imediata que são expostos à cavidade oral durante a fase de cicatrização· [118] Estudos histológicos demonstraram um melhor contacto osso-implante (BIC) com implantes de carga imediata em comparação com implantes de protocolo convencional. [119] Piattelli et al. [120] avaliaram a histologia de implantes de titânio não submersos, não carregados e carregados precocemente em macacos. Determinaram que os implantes com carga precoce apresentavam osso cortical lamelar mais espesso em comparação com os implantes sem carga. Testori et al.[121] registaram um BIC de 64,2% para um único implante de carga imediata e um BIC de 38,9% para um único implante submerso.

DESVANTAGENS DOS IMPLANTES DE CARGA IMEDIATA:

Aumento do nível de competência necessário:

Especialmente quando se extraem dentes e se colocam

implantes ao mesmo tempo, é necessário um maior nível de competência. Estes tipos de casos requerem um planeamento prévio significativo, geralmente com um planeamento de tratamento interativo por tomografia computorizada de feixe cónico (CBCT) avançada. Além disso, podem ser indicadas guias de redução e colocação de osso por TCFC, o que aumenta a complexidade da cirurgia e dos protocolos protéticos.

Consulta inicial cirúrgica/prostética mais longa:

Em alguns casos, a colocação cirúrgica de implantes e os procedimentos protéticos podem exigir uma duração de consulta mais longa do que o normal. Este facto pode levar a aumentos que excedem a tolerância do paciente à duração da consulta. Nalguns doentes, este facto pode predispô-los a uma maior possibilidade de complicações médicas.

Possível aumento da morbidade do implante:

Uma desvantagem frequentemente referida relativamente ao conceito de carga imediata é o risco de perda óssea do implante ou de falha do implante. Em geral, isto não é apoiado por estudos clínicos e investigação. Chen et. al., numa revisão sistémica e meta-análise, compararam implantes de carga imediata com implantes de carga convencional e não encontraram qualquer diferença na perda óssea marginal entre as duas técnicas. No entanto, se ocorrer um fracasso, tal conduzirá frequentemente à perda de confiança do paciente no médico, a um aumento dos custos e do tempo de tratamento, bem como a um período de tratamento mais longo.

7. TÉCNICA DE COLOCAÇÃO IMEDIATA DE IMPLANTES

Design da aba:

São utilizados três tipos de desenhos de retalho para implantes imediatos: aberto (tecido bucal e lingual refletido), retalho mínimo (sem reflexão bucal ou lingual, mas retalho mínimo para expor a área da crista) ou sem retalho (punção de tecido). Caneva et al. [122] avaliaram a colocação de implantes com retalho versus sem retalho em alvéolos de extração e determinaram que não há diferença na perda óssea entre as duas técnicas (Fig. 32.25).

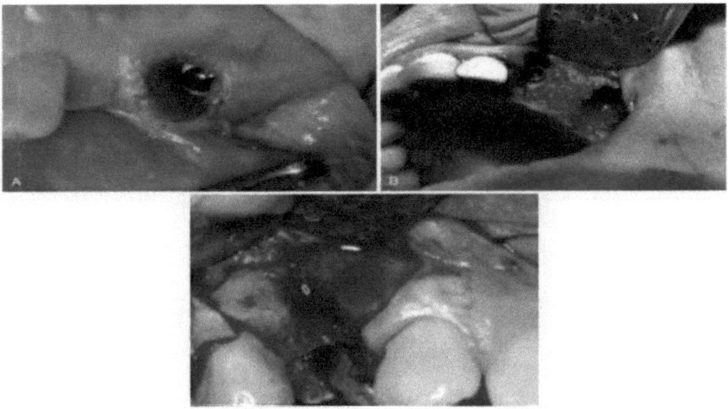

Fig. 32.25 Conceção do retalho. (A) Sem retalho. (B) Retalho mínimo. (C) O retalho aberto é normalmente utilizado quando falta uma parede de osso e está indicado o enxerto ósseo.

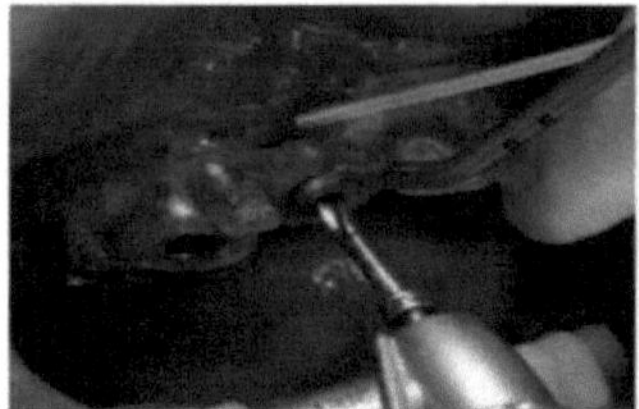 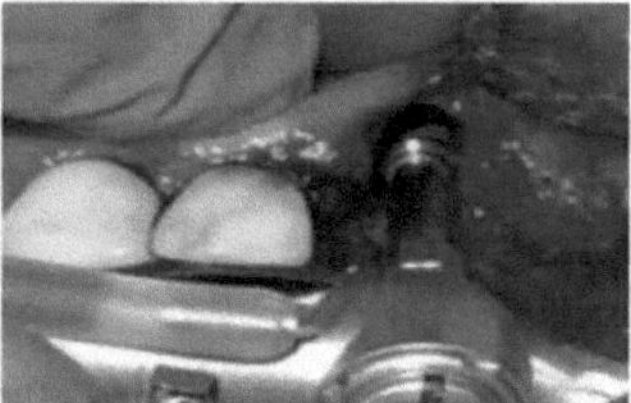

Fig. 32.26 Colocação cirúrgica com uma férula de tomografia computorizada de feixe cónico suportada pelo dente no local de extração imediata. - Fig. 32.27 Colocação cirúrgica à mão livre no local de extração imediata.

Osteotomia de implante:

A técnica cirúrgica de colocação imediata de implantes é iniciada com um modelo cirúrgico ou com uma técnica à mão livre.

a. Modelo cirúrgico: Se for utilizada uma férula cirúrgica, esta deve ser colocada sobre os dentes adjacentes (ou seja, idealmente apoiada no dente) e os procedimentos de perfuração padrão devem ser efectuados de acordo com as instruções do fabricante (ou seja, férulas cirúrgicas piloto, universais e totalmente guiadas) (Fig. 32.26).

b. À mão livre: A osteotomia inicial está diretamente relacionada com a área anatómica e a anatomia do alvéolo remanescente. Por exemplo, na região anterior do maxilar, é crucial evitar colocar o implante

c. diretamente no centro do alvéolo de extração. A colocação do implante nesta posição pode perfurar a placa vestibular e aumentar a morbilidade. Além disso, o implante é frequentemente demasiado facial, o que compromete a estética. É imperativo que a trajetória final do implante esteja dentro do bordo incisal. Nas regiões posteriores, os implantes podem normalmente ser colocados dentro do local de extração, ao longo de uma trajetória em linha com a fossa central dos dentes adjacentes (Fig. 32.27).

Geração de calor: A preparação do local deve ser sempre efectuada com quantidades abundantes de irrigação com soro fisiológico frio (ou seja, refrigerado) para reduzir a geração de calor. Muitas vezes é difícil evitar a geração de calor quando se utiliza um modelo guiado ou um procedimento sem retalho. Por conseguinte, deve ser sempre seguida uma técnica de "dança óssea" para permitir a entrada de soro fisiológico no local da osteotomia.

Prevenção da perfuração: Durante o processo de osteotomia para a colocação de um implante imediato, o médico deve usar o dedo indicador sobre a placa vestibular para confirmar que não há vibração vestibular ou fenestração [123]

Posicionamento ideal:

Profundidade ideal:

Em geral, tem sido aceite na literatura que, idealmente, são necessários 2 a 4 mm de osso apicalmente à parte inferior do alvéolo para obter estabilidade primária para um implante imediato.[124] Madani et al. [125] referiram num estudo retrospetivo que a colocação do implante a 1,08 mm subcrestal é a profundidade ideal do colo do implante. A colocação subcrestal do implante superior a 2 mm conduziu a um aumento da perda óssea. A posição vertical do ombro do implante deve ser 1 mm apical à crista bucal para permitir um espaço adequado para um perfil de emergência da restauração final. Idealmente, é utilizado um implante de desenho cónico para evitar a fenestração vestibular, que é altamente provável com um desenho de paredes rectas (Fig. 32.28).

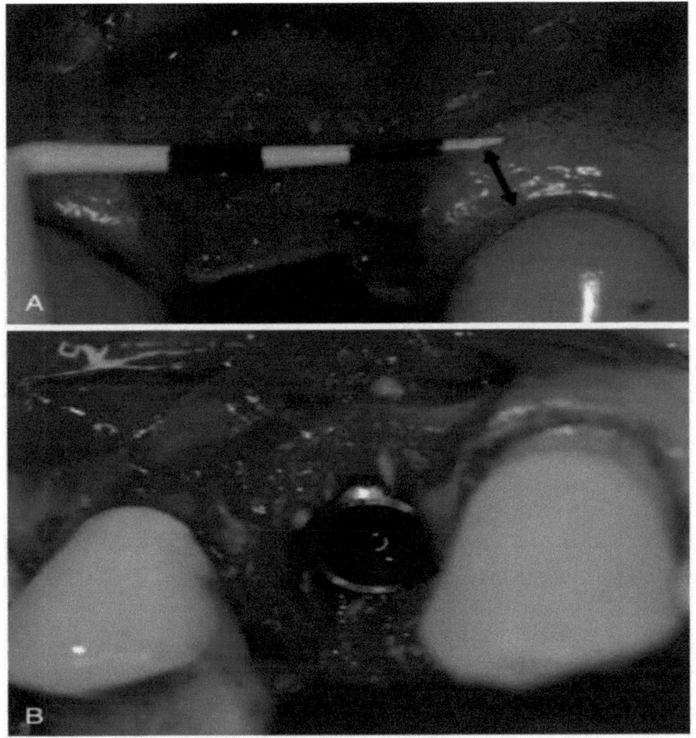

Fig. 32. 28 (A, B) Profundidade ideal para coincidir com 2 a 3 mm abaixo da margem gengival livre

Distância de salto (maxilar anterior):

O defeito ósseo horizontal ("Jumping Distance", "Gap") é definido como a distância entre o implante e a parede circundante do defeito. Vários estudos em animais e humanos demonstraram que o gap será preenchido com osso, independentemente da utilização de materiais de enxerto e barreiras. Botticelli et al· [126-

[128] relataram que em defeitos de 2 mm ou maiores, não foi necessário enxerto para crescer osso. Tarnow et al. [129] concluíram que, se a placa vestibular estiver intacta após a extração, não é necessário enxerto ósseo, membrana ou encerramento primário, independentemente do tamanho do defeito. Na maioria dos casos, deve-se ter o cuidado de não preencher completamente o alvéolo de extração com o implante. Muitos estudos mostraram resultados contraditórios no que respeita ao preenchimento do espaço vazio entre o implante e a parede vestibular do alvéolo. [130] Na opinião do autor, o espaço vazio deve ser sempre enxertado com um substituto ósseo que mantenha o espaço durante tempo suficiente para a regeneração do osso, o que, em última análise, manterá os tecidos duros e moles. Por conseguinte, deve ser utilizado um material de reabsorção mais lenta (ou seja, osso liofilizado mineralizado ou xenoenxerto), e não um material de reabsorção mais rápida (ou seja, osso liofilizado desmineralizado e auto-enxerto), para aumentar o espaço. Não deve ser utilizado um diâmetro de

implante demasiado grande para o dente em questão, uma vez que reduzirão o espaço do espaço, arriscando assim uma futura recessão dos tecidos moles e duros (ou seja, a colocação de implantes imediatos no incisivo central maxilar não deve exceder 5 mm de diâmetro) (Fig. 32.29). [131] Além disso, se o diâmetro do implante for demasiado grande, a prótese final terá um perfil de emergência comprometido.

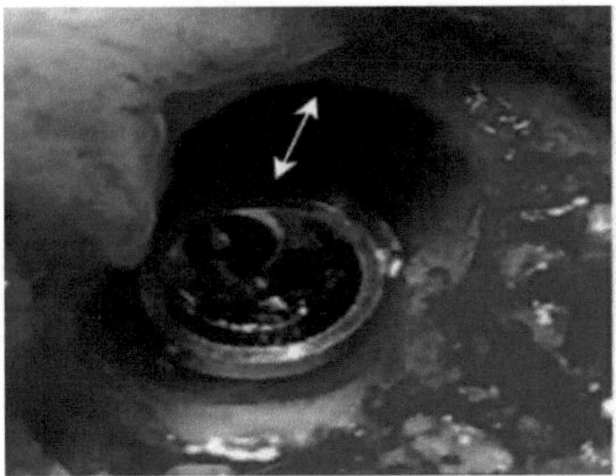

Fig. 32.29 Lacuna de salto presente na face de

Broca Lindeman:

Na maioria dos locais de extração, a broca redonda padrão ou a broca de arranque tendem a "bater", o que torna difícil a colocação inicial da osteotomia. O autor defende a utilização de uma broca Lindeman (broca cirúrgica de corte lateral) para iniciar osteotomias no lado das extracções. Este tipo de broca, quando utilizada num movimento de "serragem", permite fazer um sulco inicial que proporciona um posicionamento correto e mais preciso (Fig. 32.30)

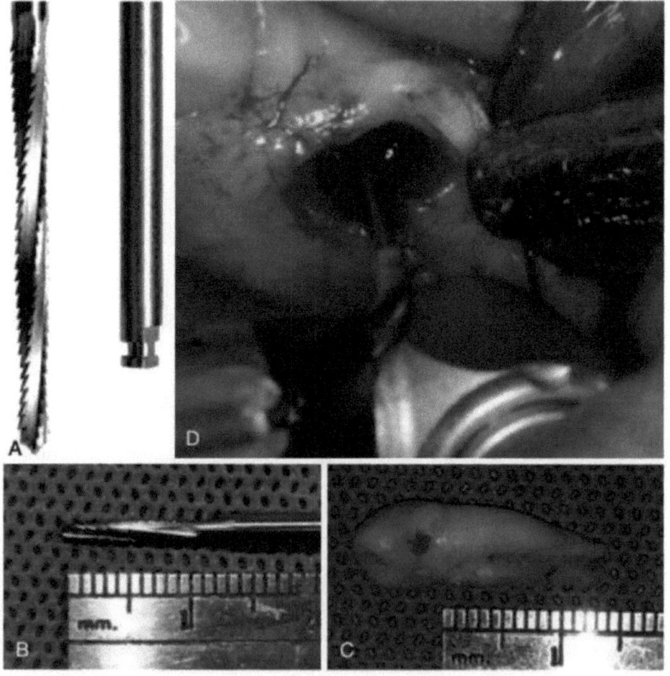

Fig. 32.30 (A) Broca de corte lateral Lindeman (Salvin). (B) Como guia para a preparação da profundidade, medir os canais da broca (ou seja, utilizar esta medida como guia de profundidade para a preparação da osteotomia), (C) O dente extraído pode ser medido para determinar a profundidade do alvéolo, (D) Broca Lindeman iniciando a osteotomia.

Posição anterior do maxilar:

Vários estudos demonstraram que a recessão gengival pós-operatória na região anterior está associada ao posicionamento vestibular do implante, que normalmente ocorre quando o implante é colocado no centro do alvéolo de extração. Na área mais estética da cavidade oral (maxilar anterior), é imperativo que o posicionamento do implante seja orientado para a língua. Isto permitirá que o espaço bucal seja >2 mm, o que tem demonstrado ser vital na prevenção da recessão dos tecidos duros e moles. [13 2] Um implante colocado lingualmente também minimizará a possibilidade de perfuração apical, que é comum quando os implantes são colocados no alvéolo e é utilizado um implante de paredes paralelas. [13 3] Além disso, não devem ser colocados implantes de grandes dimensões no maxilar anterior, porque o espaço bucal será obliterado e o implante invadirá a área proximal. Se a área proximal for comprometida, o resultado será um perfil de emergência deficiente, que pode levar a doenças peri-implantares. **Torque mínimo**:

Para alcançar a estabilidade primária, foi demonstrado que

um valor de torque mínimo é um dos factores mais importantes para o sucesso dos implantes imediatos. Foi demonstrado que o binário mínimo é de aproximadamente 35-45

N/cm na literatura- [134]

Posição final de emergência com base na prótese:

Para uma prótese cimentada, o implante deve sair ligeiramente lingual ao bordo incisal na parte anterior e na fossa central na parte posterior. Para uma prótese aparafusada, os implantes devem sair na zona do cíngulo na parte anterior e na fossa central da parte posterior. Para uma prótese removível, os implantes devem sair ligeiramente para lingual dos dentes anteriores e na fossa central dos dentes posteriores.

Desenho do implante:

Cónico versus

paralelo:

Muitos estudos avaliaram o desenho do implante (cónico versus paralelo) no protocolo de implante imediato. McAllister et al.[135] demonstrou um elevado sucesso com implantes cónicos com uma elevada estabilidade inicial do implante. Foi relatado que os implantes cónicos são superiores com implantes imediatos porque os implantes são estreitos apicalmente, o que resulta em menos hipóteses de perfuração. Uma vez que são mais largos coronalmente, a sua distância de salto é menor, pelo que requerem menos aumento. No entanto, Lang et al.[136] descobriram que os implantes paralelos e cónicos têm taxas de sucesso a curto prazo muito positivas, com melhor cicatrização da ferida e estabilidade primária.

Superfície do implante:

Muitos investigadores avaliaram superfícies rugosas versus superfícies maquinadas para implantes imediatos. Wagenberg e Froum[137] concluíram um estudo clínico com 1925 implantes e relataram taxas de sucesso mais elevadas com superfícies rugosas. Os resultados concluíram que os implantes com superfície maquinada tinham duas vezes mais probabilidades de falhar do que os implantes com superfície rugosa (4,6% versus 2,3%). Para além disso, os estudos verificaram que as superfícies rugosas com um pescoço micro roscado resultam numa menor perda de crista óssea do que os implantes com pescoços não micro roscados.

Desenho de gola/colarinho de implante:

Ao avaliar o colo do implante ou o pescoço do implante a ser colocado num local de extração imediata, os estudos demonstraram que uma conexão interna cónica com comutação de plataforma é superior para a cicatrização e sobrevivência do implante. Linkevicius et al· [138] determinaram que a utilização de um implante de comutação de plataforma numa abordagem de colocação de implante de uma fase não impede a perda óssea da crista quando o tecido é fino (≤2 mm). No entanto, quando o tecido é espesso (>2 mm), a utilização de um implante platform switch mostra uma recessão óssea mínima ao fim de 1 ano. Puisys e Linkevicius,54 num protocolo de duas fases, mostraram resultados semelhantes com o tecido fino versus o tecido espesso. Os tecidos finos (≤2 mm) perderam uma quantidade mínima de osso da crista, ao passo que os tecidos espessos (>2 mm) ou os tecidos finos aumentados com matriz dérmica acelular (LifeNet; Salvin) tiveram uma manutenção semelhante do osso da crista com uma perda óssea mínima ao fim de 1 ano de pós-operatório (Fig. 32.32).

Comprimento do implante:

Schnitman et al. [13 9] referiram que comprimentos de implantes superiores a 10 mm proporcionam taxas de sucesso significativamente mais elevadas para implantes imediatos. No entanto, o comprimento do implante está diretamente relacionado com a densidade óssea. Em densidades ósseas favoráveis (por exemplo, D1, D2), o comprimento do implante não é tão importante. Quando existe uma fraca densidade óssea (por exemplo, D3, D4), são necessários implantes mais compridos devido à maior necessidade de estabilidade primária e fixação rígida.

Estabilidade do implante:

A estabilidade inicial do implante imediato é um dos factores mais críticos para o sucesso do implante. Quando ocorre um micro movimento, a interface implante-osso é reduzida, resultando assim na perda de estabilidade primária. Os micromovimentos superiores a 100 μm podem causar o encapsulamento fibroso do implante. Existem dois tipos de estabilidade do implante, primária e secundária.

Primário:

A estabilidade primária é definida como a estabilidade do implante dentário imediatamente após a colocação; deriva da fricção mecânica das roscas do implante e do osso circundante. Na literatura, têm sido defendidos vários métodos para determinar a estabilidade primária.

a. A percussão é o primeiro método de teste na literatura a ser utilizado para avaliar a estabilidade primária e estimar a quantidade de contacto do implante com o osso. Esta técnica baseia-se na ciência vibracional-acústica, em que um som "agudo" significa integração e um som "grave" pode ser indicativo de falta de integração. Infelizmente, este teste é altamente dependente do nível de experiência e das crenças subjectivas do clínico. Por conseguinte, embora ainda seja utilizado, não é o método de teste mais ideal (Fig. 32.34).

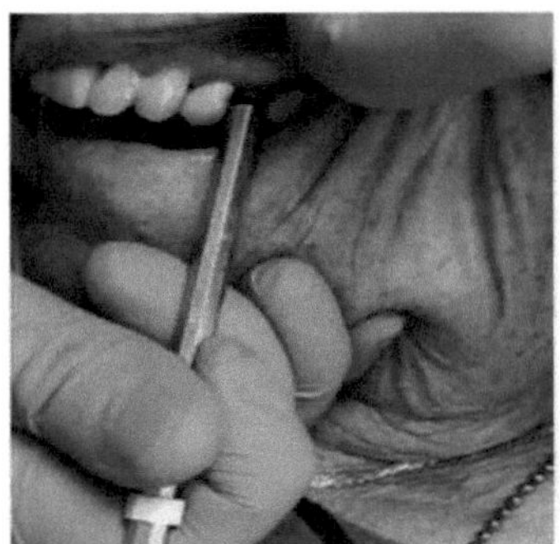

Fig. 32.34 O teste de percussão pode ser utilizado para avaliar a estabilidade primária inicial; no entanto, este teste é muito subjetivo.

b. O Periotest (Seimens, Bensheim, Alemanha) é um método de teste que foi proposto como sendo um método mais objetivo para a avaliação da estabilidade do implante. Embora muito melhor do que o teste de percussão, o Periotest demonstrou ter imprecisões na falta de resolução, fraca sensibilidade e estar sujeito à variabilidade do operador (Fig. 32.35). [140]

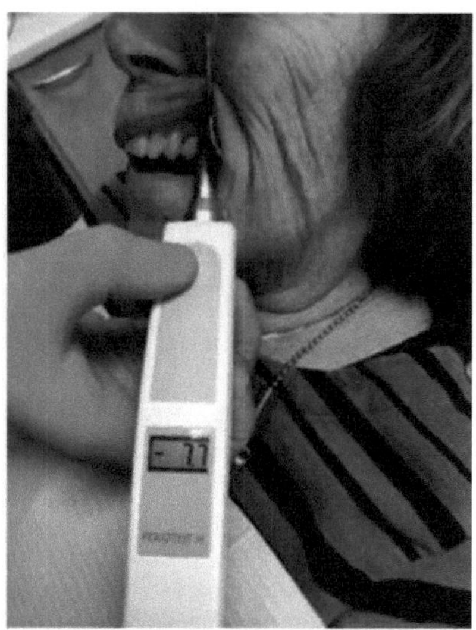

Fig. 32.35 O Periotest era um teste mais objetivo para avaliar a estabilidade inicial; no entanto, apresenta resultados inconsistentes.

c. Um método mais recente é a utilização do torque de inserção que pode ser medido com ferramentas de inserção de baixa velocidade (ou seja, peça de mão cirúrgica) ou catraca de chave manual. Foi demonstrado que, para um protocolo de carga imediata bem-sucedido, o torque de inserção deve estar entre 35 e 45 N/cm.60,61

d. A análise da frequência de ressonância (RFA) é uma ferramenta de diagnóstico que permite detetar a estabilidade do implante em função da rigidez da interface osso-implante. Este teste pode ser utilizado de forma contínua e objetiva durante as fases de cicatrização do implante. A RFA foi inicialmente apresentada por Meredith et al. [141] em 1996. A RFA demonstrou ter medições quantitativas e reprodutíveis sobre a presença de integração, viabilidade de carga imediata e avaliação de acompanhamento na previsão de uma falha do implante. A RFA é uma técnica que se baseia na excitação contínua da interface do implante através da análise da vibração dinâmica (efeito piezoelétrico). Um transdutor especializado, que contém dois elementos piezocerâmicos, é fixado diretamente no implante ou no pilar.

O primeiro elemento piezoelétrico gera um sinal de excitação que é uma onda sinusoidal (5-15 kHz), conduzindo à vibração de todo um complexo transdutor-implante-tecido. A resposta de oscilação é medida pelo segundo elemento piezoelétrico. A técnica RFA mede a estabilidade do implante em função da rigidez do complexo osso-implante. A saúde do implante é medida através de um quociente de estabilidade do implante (ISQ) que é calculado numa escala de 1 a 100. A integração total de um implante é normalmente medida num intervalo de 45 a 85 ISQ. As medições inferiores a 45 são indicativas de fracasso do implante, ao passo que um valor de ISQ de 60 a 70 indica sucesso.

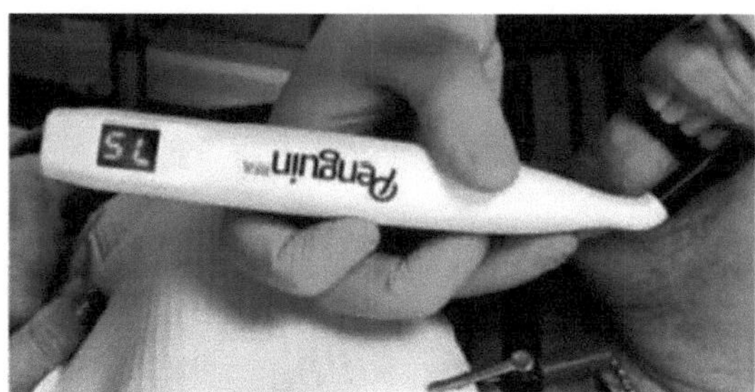

Fig. 32.36 Análise da frequência de ressonância (RFA). O Penguin RFA (Glidewell) é um teste de análise de frequência de ressonância não **invasivo** que produz resultados **numéricos** fiáveis e precisos relativamente à estabilidade dos implantes colocados imediatamente.

Secundário:

Durante o processo de cicatrização, o processo de estabilidade primária é substituído pelo processo biológico de cicatrização óssea. Os principais factores que influenciam a estabilidade secundária são a estabilidade primária inicial, o processo de remodelação óssea, o contacto osso-implante e as caraterísticas da superfície do implante. A utilização de RFA após a cicatrização inicial tem demonstrado grande sucesso. Han et al. [i42] registaram uma diminuição dos valores de ISQ nas primeiras 3 semanas após a colocação do implante; depois, observa-se um regresso aos valores originais de ISQ cerca de 8 semanas após a cirurgia. Ao comparar implantes colocados em locais de extração imediata vs. locais cicatrizados, Han et al. [143] demonstraram que os implantes imediatamente carregados tiveram o mesmo desempenho, quer em locais pós-extração quer em locais cicatrizados. Além disso, demonstraram que os implantes cónicos com fortes roscas autocortantes proporcionam uma excelente estabilidade inicial, com um elevado torque de inserção e valores ISQ (Fig. 32.36).

Enxerto/Membrana:

Após a confirmação da estabilidade do implante, os defeitos ósseos actuais são avaliados e enxertados em conformidade. Idealmente, o material de enxerto ósseo deve incluir um material de reabsorção mais lenta que mantenha o espaço para permitir a regeneração óssea (por exemplo, aloenxerto desmineralizado/mineralizado, aloenxerto + autoenxerto ou xenoenxerto). A seleção da membrana é ditada pelo defeito presente. Se a parede vestibular estiver ausente ou for muito fina, recomenda-se uma membrana de colagénio de ação mais prolongada. É mais previsível se a membrana for colocada na parte vestibular juntamente com o enxerto antes da colocação do implante. Se as cinco paredes estiverem presentes, é colocado um tampão de colagénio (ou fita de colagénio) sobre o alvéolo.

Fecho:

Na maioria dos locais de colocação imediata, é difícil obter um fecho primário, a menos que o retalho seja avançado. No entanto, o avanço do retalho resultará em menos tecido queratinizado para a face da prótese. Quando o resultado é um tecido queratinizado inadequado, são normalmente indicados enxertos de tecido.

Carga imediata ou tratamento faseado:

Após a colocação do implante, pode ser colocado um pilar de cicatrização (1 fase) ou um parafuso de cobertura (2 fases). Nos casos de carga imediata, pode ser inserida uma restauração provisória, permitindo que o pôntico (desenho ovado) cicatrize o tecido mole. De Rouck et al. demonstraram que a utilização de implantes imediatos unitários com provisionalização imediata ajuda a otimizar os resultados estéticos. Concluíram que a provisionalização moldará o tecido mole e limitará a quantidade de perda de tecido mole. Tarnow et al [144] referiram que a colocação de implantes imediatos com um enxerto ósseo e uma coroa provisória bem contornada resultou na menor quantidade de alteração do contorno facial-palatino. (<1mm).

Implantes imediatos em locais infectados:

A colocação de implantes em locais infectados tem sido controversa. Villa e Rangert [4[15]] relataram uma série de casos em que os implantes foram colocados imediatamente após a extração e tinham apresentado infecções periodontais ou endodônticas. Após 2 anos, a taxa de sobrevivência cumulativa foi de 100%. A teoria inclui que, após a extração, as infecções e os microorganismos presentes podem ser eliminados com a desgranulação adequada do alvéolo. Novaes et al. [4[16]] avaliaram a colocação imediata de implantes em locais cronicamente infectados. Determinaram que, se forem utilizados antibióticos, se for efectuado um desbridamento meticuloso e se a preparação do osso alveolar antes da colocação do implante for realizada corretamente, os implantes imediatos em locais infectados não estão contra-indicados. Crespi et al. [4[17]] avaliaram um implante imediato associado a uma lesão periapical crónica; não demonstraram um aumento da taxa de complicações e apresentaram um pós-operatório favorável dos tecidos moles e duros.

8. PROTOCOLO DE IMPLANTES DE CARGA IMEDIATA PARA ARCADAS COMPLETAMENTE DENTADAS

A colocação e carga imediatas de implantes nas arcadas edêntulas tornaram-se populares na implantologia dentária atual. Em comparação com os procedimentos de implantes convencionais, o sucesso da colocação e carga imediatas na maxila e na mandíbula depende da seleção do paciente, do planeamento do tratamento pré-operatório e do conjunto de competências do clínico na conclusão das fases cirúrgica e protética do tratamento. Estes tipos de procedimentos tendem a ser mais complexos e podem estar associados a um maior grau de complicações. O conceito de colocação/carga imediata teve origem na arcada mandibular e tem sido bem estudado. No entanto, apesar de os estudos serem limitados na maxila, a arcada maxilar está a tornar-se mais popular na implantologia atual.

REVISÃO DA LITERATURA SOBRE ARCADAS EDÊNTULAS:

Carga precoce na arcada edêntula mandibular:

Numerosos estudos demonstraram resultados favoráveis com a carga precoce da arcada edêntula mandibular.

1. Engquistet al.[148] relataram mais de 100 pacientes com mandíbula edêntula. Cada paciente foi tratado com quatro implantes Nobel BioCare na mandíbula anterior para uma prótese de implante fixa. Foram avaliados quatro grupos: cirurgia de uma fase, cirurgia de duas fases, pilares de uma peça e carga precoce. A prótese permanente foi carregada entre 10 dias e 3 semanas. No grupo de carga precoce, aproximadamente 7% dos implantes falharam; no entanto, este grupo apresentou menos perda óssea marginal do que o grupo de controlo.

2. Friberg et al.[149] avaliaram mais de 750 implantes na mandíbula edêntula, com a prótese fixa a ser colocada aproximadamente 13 dias após a colocação do implante. Foi registada uma taxa de sucesso de 97,5%, com uma reabsorção óssea marginal média de aproximadamente 0,4 mm. **Carga imediata na arcada mandibular edêntula:**

3 .Em 1990, Schnitman et al.[150] relataram pela primeira vez a carga imediata de implantes dentários na mandíbula anterior. Foram colocados cinco a seis implantes na região interforaminal, com implantes adicionais colocados posteriormente. Três dos implantes foram utilizados para uma prótese provisória, que foi convertida a partir da dentadura do paciente. Os autores concluíram que a carga imediata de implantes era uma opção de tratamento viável para os pacientes porque o sucesso a longo prazo não era afetado pela carga precoce dos implantes. Num estudo de seguimento,

4. Schnitmanet al.[151] trataram 10 pacientes com uma prótese fixa de carga imediata. Cerca de 15,3% dos implantes imediatos falharam, e todos os implantes de carga convencional foram bem sucedidos.

5. Schnitmanet al.[151] concluíram que os implantes de carga imediata a curto prazo são bem sucedidos; no entanto, a longo prazo, podem ter um prognóstico questionável.

6. Tarnow et al· [152] avaliaram pacientes tratados com um

mínimo de 10 implantes, com 5 dos implantes submersos, sem carga. Foi colocada uma prótese provisória fixa e posteriormente substituída por uma prótese provisória fixa. Apesar de três dos implantes terem falhado (dois com carga imediata e um submerso), Tarnow et al. concluíram que os implantes imediatos unidos por splints são uma opção de tratamento viável. Mais recentemente, estudos demonstraram que quatro a seis implantes colocados na mandíbula têm taxas de sucesso favoráveis.

7. Chow et al [5[13]] colocaram quatro implantes em pacientes com uma prótese provisória aparafusada. Após 1 ano, os implantes tinham uma taxa de sucesso de 100%. Num estudo prospetivo em quatro centros, Testori et al [5[14]] avaliaram 62 pacientes nos quais foi colocada uma prótese provisória nas 4 horas seguintes à cirurgia de implante. Foi registada uma taxa de sucesso de 99,4%, com perda óssea crestal como na técnica tradicional tardia.

8. Aalam et al· [155] avaliaram 16 pacientes que receberam implantes mandibulares para próteses híbridas aparafusadas.

Após 3 anos, a taxa de sucesso do implante foi de 96,6% e a taxa de sucesso protético foi de 100% (Fig. 33.15).

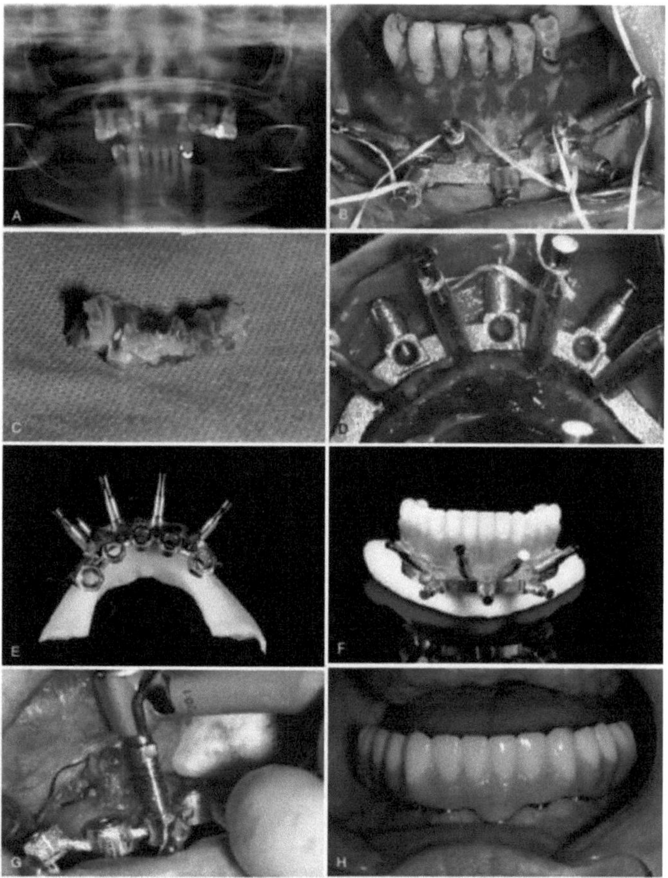

(B) Guia de redução fixada na posição. (C) Osso removido da mandíbula anterior para ganhar altura suficiente para a colocação do implante. (D) Pós-osteotomia. (E) Guia de implante em modelo ósseo. (F) Prótese provisória de polimetilmetacrilato. (G) Colocação de implante totalmente guiada. (H) Prótese híbrida final.

Carga precoce na arcada maxilar edêntula:

9. Fischer e Stenberg[156] relataram o carregamento precoce de implantes em 24 pacientes maxilares edêntulos. Após 3 anos, a taxa de sucesso do implante foi de 100%, e um estudo de 3 anos mostrou uma menor perda óssea radiográfica no grupo com carga precoce do que no grupo de controlo.

10. Olsson et al· [157] estudaram durante 1 ano 10 pacientes que tinham recebido uma prótese provisória fixa de arcada completa 1 a 9 dias após a colocação do implante. Foi colocada uma prótese definitiva 2 a 7 meses após a colocação do implante. Cerca de 6,6% dos implantes falharam, todos por infeção, e foi registada uma perda óssea marginal associada de 1,3 mm.

Carga imediata na arcada maxilar desdentada:

11. Bergkvistet al. [158] relataram uma prótese provisória colocada sobre implantes maxilares de carga imediata. Após um período médio de cicatrização de 15 semanas, foi fabricada uma prótese definitiva aparafusada. Aproximadamente 2% dos implantes falharam durante o período de cicatrização, e a perda óssea marginal média foi de 1,6 mm após 8 meses.87

12. Ibanez et al.[159] avaliaram 26 pacientes que tinham maxilares totalmente edêntulos, com implantes que foram carregados no prazo de 2 dias após a colocação com uma prótese provisória ou definitiva. A taxa de sucesso foi de 100% após um período de cicatrização de 1 a 6 anos. A alteração do nível ósseo radiográfico foi uma perda de 0,56 mm aos 12 meses e de 0,94 mm aos 72 meses.

13. Degidiet al.[160] relataram um acompanhamento de 5 anos de implantes imediatamente carregados com uma prótese provisória seguida de uma prótese definitiva. Foi demonstrada uma taxa de sucesso de 98%, com a maioria das falhas a ocorrerem nos primeiros 6 meses de cicatrização. Para além disso, concluíram que implantes mais largos estavam associados a uma maior taxa de insucesso.

14. Balshi et al.,[161] na avaliação de 55 pacientes que receberam implantes imediatos, juntamente com implantes de carga imediata, encontraram uma taxa de sobrevivência de 99,0% dos implantes e uma taxa de sobrevivência de 100% da

prótese. As próteses provisórias consistiram numa prótese aparafusada totalmente em acrílico que foi substituída aproximadamente 4 a 6 meses mais tarde (Fig. 33.16).

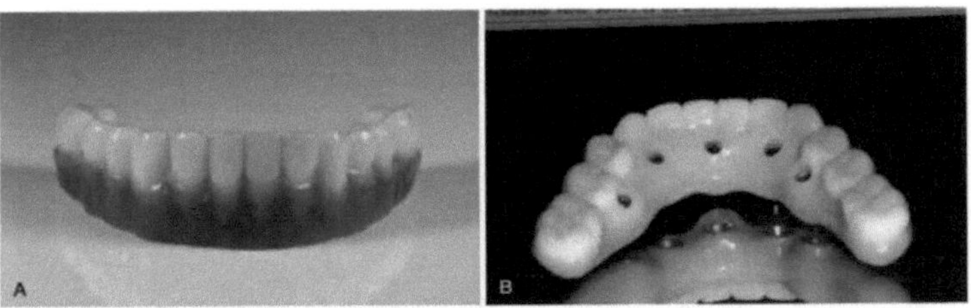

- Fig. 33.16 Prótese final em zircónia. (A e B) A prótese monolítica de zircónia tem as vantagens de uma maior resistência à flexão e maior resistência à fratura

IMPLANTES PROVISÓRIOS

A utilização de implantes provisórios, que são definidos como implantes colocados para reter uma prótese provisória, não está necessariamente indicada para uma prótese definitiva. Inicialmente, pensava-se que estes implantes não atingiriam a osteointegração.

1. No entanto, Balkinet al. [16 2] avaliaram os mini-implantes por microscopia ótica após 4 a 5 meses de função imediata. Relataram que a osteointegração ocorreu de facto com osso maduro e saudável.

2. Iezziet al. [163] relataram o caso de três implantes provisórios que foram colocados para reter uma prótese provisória durante 4 meses. Concluíram a existência de trabéculas ósseas à volta dos implantes, bem como a ocorrência do processo de remodelação óssea.

3. Hebereret al. [164] seguiram 254 implantes provisórios que foram colocados em 64 pacientes e permaneceram funcionais até 462 dias. A taxa de sucesso total relatada foi de 82%, e os factores dos pacientes, tais como o sexo, a oclusão oposta e a posição do implante, não pareceram ser significativos.

4. Simon e Caputo [165] efectuaram testes de torque de remoção em implantes provisórios em 31 pacientes. Concluíram que a osseointegração pode representar uma maior possibilidade de fratura na mandíbula, uma vez que relataram que os implantes deixados após 10 meses apresentavam uma maior possibilidade de fratura aquando da remoção (Fig. 33.17).

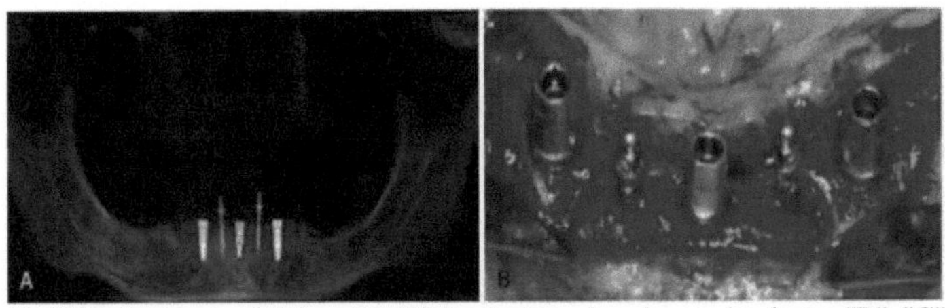

Fig. 33.17 Implantes provisórios. (A e B) Implantes colocados em implantes "B", "C" e "D" com dois mini-implantes entre os implantes para reter uma prótese provisória (Anexos ORing).

PROTOCOLO CIRÚRGICO/PROSTÉTICO ALL-ON-4:

Malo et al. [167] introduziram originalmente o conceito de "All-on-4, que envolve a carga imediata de uma prótese fixa sobre quatro implantes colocados na maxila ou na mandíbula. Embora estejam disponíveis várias opções, em geral são colocados dois implantes paralelos anteriormente e dois implantes angulados posteriormente. Os implantes posteriores são posicionados com exatidão para evitar estruturas vitais importantes (por exemplo, seio maxilar, canal alveolar inferior), aumentar a expansão A-P e minimizar o comprimento do cantilever. Devido a estes protocolos de posicionamento, verifica-se uma poupança significativa no tempo de tratamento, uma vez que se evitam os procedimentos de aumento do seio maxilar e de enxerto ósseo na mandíbula. Normalmente, no maxilar, são posicionados dois implantes posteriores com uma angulação de até 45 graus para evitar o seio maxilar. Na mandíbula, a posição dos implantes é ditada pela posição do forame mental (ou seja, possível alça anterior); no entanto, são normalmente angulados 30 a 45 graus anteriormente. Os pilares Multiunit são colocados nos implantes com vários graus de angulação, normalmente 0, 17 ou 30 graus. [[16] 8]

Requisitos da técnica All-on-4:

1. Torque de inserção mínimo de 35 N-cm: Se não for possível atingir este valor, recomenda-se uma fase de cicatrização convencional.
2. Não há hábitos parafuncionais significativos.
3. Dimensões ósseas disponíveis: Maxila: >5 mm de largura e >10 mm de altura Mandíbula: >5 mm de largura e >8 mm de altura.
4. Densidade óssea favorável de D1, D2 ou D3.

PROTOCOLOS AVANÇADOS DE COLOCAÇÃO/CARREGAMENTO IMEDIATO TOTALMENTE GUIADOS

(Fig. 33.18)

Protocolo genérico All-on-4

1. **Registos pré-operatórios**

Inicialmente, as impressões maxilares e mandibulares são obtidas de forma convencional ou digital (ou seja, scanner intra-oral), juntamente com um registo preciso da mordida. É selecionada uma cor de dente. Podem ser tiradas fotografias intra-orais e extra-orais para ajudar no diagnóstico e no planeamento do tratamento. São obtidas tomografias computorizadas de feixe cónico (CBCT) maxilares e mandibulares, com o paciente a usar o registo de mordida em máxima intercuspidação. As impressões, juntamente com as digitalizações CBCT, são carregadas para um fabricante externo para processamento.

2. Conversão de dados tridimensionais Os dados digitais tridimensionais (3D) são fundidos com a anatomia óssea 3D, o que resulta na formação de um conjunto de dados específicos

3D da posição do dente, anatomia óssea, considerações oclusais, fabrico de próteses e posicionamento biomecânico ideal do implante. Isto é normalmente efectuado com um software especializado e um fabricante externo (por exemplo, 3D Diagnostix).

3. Plano de tratamento protético e cirúrgico Com uma abordagem de equipa interdisciplinar, os dados 3D são utilizados na formulação de um plano de tratamento protético e cirúrgico. O tipo de prótese deve ser sempre identificado em primeiro lugar e, em seguida, o plano cirúrgico deve ser formulado para cumprir os requisitos da prótese. Os factores de planeamento do tratamento devem incluir: (1) tipo de prótese; (2) osso disponível; (3) densidade óssea; (4) forças parafuncionais;
(5) propagação anteroposterior; (6) oclusão; (7) dimensões e posições dos implantes; (8) osteoplastia, se indicada; (9) trajetória de inserção da prótese; e (10) pilares multiunidades e orifícios de acesso.

4. Fabrico de guias cirúrgicas e próteses provisórias

Após a conclusão do planeamento do tratamento, o conjunto de dados finalizado é enviado para fresagem e prototipagem rápida pelo fabricante externo. Uma guia de redução óssea (se indicado), uma guia cirúrgica do implante e uma guia do pilar são normalmente fabricadas através de estereolitografia. A prótese provisória é geralmente fresada num bloco de material monolítico de polimetilmetacrilato (PMMA). O fabricante fornecerá um relatório cirúrgico pormenorizado sobre a sequência da guia, juntamente com os protocolos de tamanho e posição do implante.

5. Cirurgia Após a anestesia, é posicionado um guia de redução óssea ou uma base óssea, normalmente com o auxílio de um registo e dos dentes existentes. Em alguns casos, esta guia é fixada ao osso. Os dentes são então extraídos.

Após a extração, será posicionado um guia de implante cirúrgico, que ajudará na colocação do implante. Esta pode incluir um modelo universal ou um modelo totalmente guiado. Após a colocação do implante, os pilares multiunidades, que foram pré-determinados a partir do plano CBCT, são colocados nos corpos dos implantes.

6. Inserção da prótese provisória Os pilares provisórios de reserva

são colocados em cada pilar multiunidades. A prótese provisória PMMA é então inserida e avaliada quanto ao ajuste. A prótese PMMA é então cimentada no pilar provisório através de acrílico fotopolimerizável. O PMMA pode então ser removido e polido para a inserção final. O encerramento do tecido mole é efectuado com um material de sutura reabsorvível com elevada resistência à tração (por exemplo, Vicryl).

7. Fabrico da prótese final Após uma cicatrização suficiente, é fabricada uma prótese final (ou seja, zircónia monolítica). A função, a fonética e o desenho da prótese provisória de PMMA podem ser utilizados como guia para quaisquer modificações futuras da prótese definitiva.

Abordagens cirúrgicasZprotéticas All-on-4

O tratamento All-on-4 pode ser efectuado com duas abordagens:

1. **Cirurgia convencional: retalho de espessura total e colocação de implantes à mão livre**

a. Após a elevação do retalho, é efectuada uma osteotomia na linha média, na qual é colocada a guia All- on-4.

b. Osteotomia cirúrgica posterior: Os locais posteriores são

preparados a cerca de 45 graus, utilizando o guia como

ferramenta de angulação. Os implantes são inseridos com um torque final de 35 a 45 N-cm. São colocados pilares multiunidades de 30 graus em ambos os locais posteriores. Os pilares são apertados de acordo com as recomendações do fabricante.

c. Osteotomia cirúrgica anterior: Preparar e colocar dois implantes anteriores nas posições aproximadas de "B" e "D". Os implantes são inseridos com um torque final de 35 a 45 N-cm. São colocados pilares multiunidades em ambos os locais anteriores. Os pilares são apertados de acordo com as recomendações do fabricante.

2. **Guiado: guia com suporte de tecido ou osso**

a. Colocação de implantes: São colocados quatro implantes de acordo com o tipo de guia (tecido suportado - sem retalho) ou osso suportado (o retalho é levantado para expor o rebordo residual). Os quatro implantes são colocados de acordo com o plano de tratamento interativo de TCFC.

NOTA: a angulação dos implantes posteriores é ditada por pontos de referência anatómicos avaliados na CBCT 3D.

Procedimento protético

1. São colocadas coifas provisórias de pilar multiunidades em cada implante e apertadas à mão.

2. A prótese fabricada é experimentada para verificar o assentamento e a oclusão corretos. O compósito/acrílico fotopolimerizável é utilizado para fixar a prótese provisória aos pilares provisórios. A prótese é removida e quaisquer espaços vazios presentes entre os pilares e a prótese são preenchidos com compósito/acrílico.

3. A prótese é polida e reinserida para a inserção final. Os parafusos do pilar são colocados com um torque final de acordo com as recomendações do fabricante. É colocada fita de politetrafluoroetileno (PTFE) nos orifícios de acesso e é utilizado compósito/acrílico fotopolimerizado para cobrir os orifícios (Fig. 33.18).

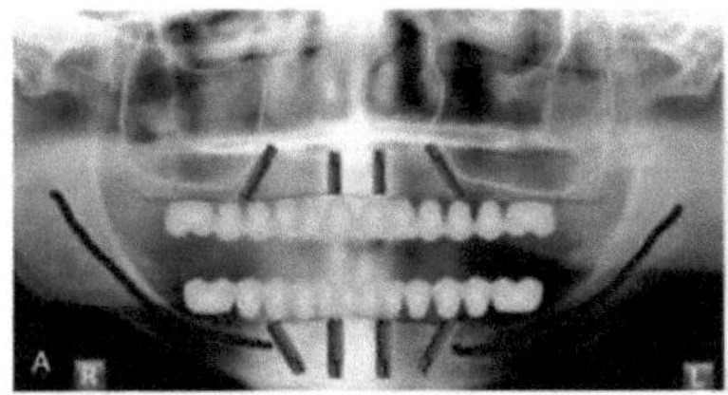
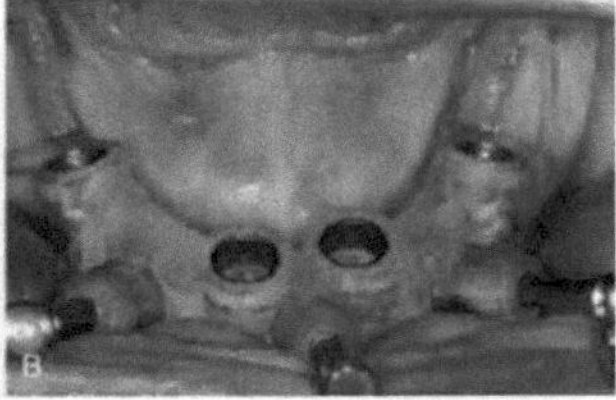
Fig. 33.18 (A e B) Protocolo All-on-4, que inclui dois implantes anteriores e dois implantes angulados posteriores.

Existem vários protocolos cirúrgicos/protéticos (por exemplo, 3D Diagnostix, sequência) que permitem um protocolo cirúrgico e protético totalmente guiado, que combina a cirurgia tridimensional guiada por CBCT com uma prótese imediata fixa definitiva. Estes protocolos permitem que o clínico maximize a precisão da tecnologia de CBCT, juntamente com a capacidade de fornecer uma prótese fixa provisória com precisão e exatidão. Estas técnicas, comparadas com uma abordagem bidimensional à mão livre, aumentam a precisão, a previsibilidade e a consistência, poupando tempo. Os protocolos de colocação/carga imediata totalmente guiados permitem um planeamento digital de implantes de precisão tridimensional (3D) com protocolos cirúrgicos e protéticos virtuais, modificação 3D da anatomia óssea para otimizar a colocação e o posicionamento do implante, colocação do implante com uma técnica totalmente guiada e entrega no mesmo dia de uma prótese fixa imediata aparafusada. Além disso, este protocolo permite o controlo definitivo do planeamento do tratamento cirúrgico, especialmente em casos de extração imediata em que a anatomia óssea requer alterações97 Fig. 33.19 (Figs. 33.20 a 33.22)

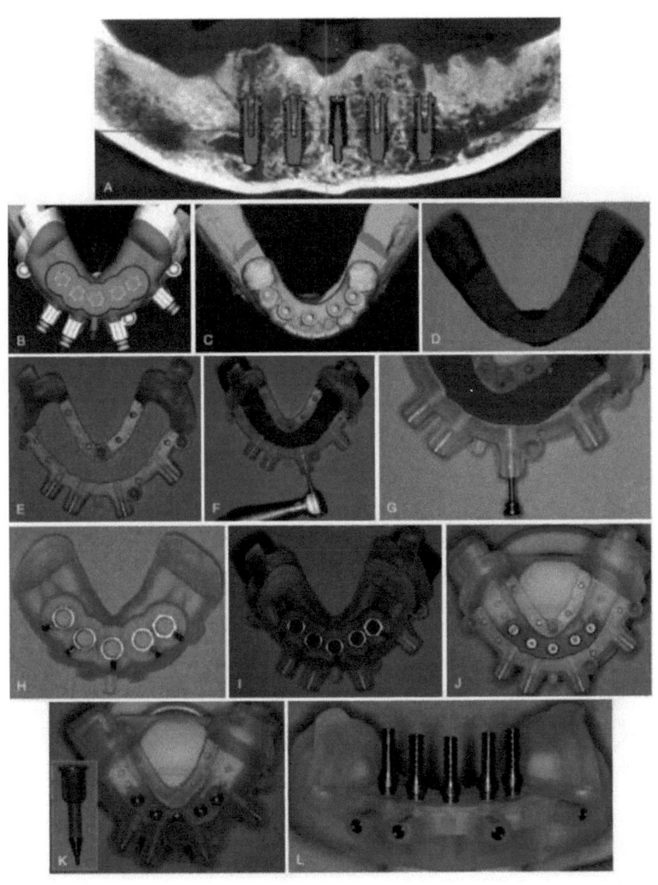
A
B
C
D
E
F
G
H
I
J
K
L

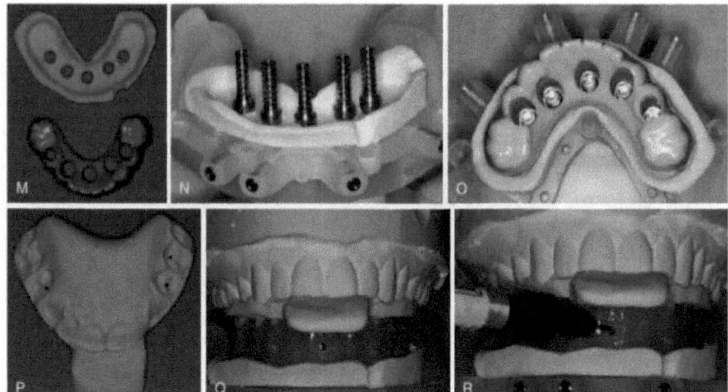

Fig. 33.19 Guia empilhável (3ddx): (A) Plano de tratamento interativo incluindo cinco implantes mandibulares, (B) Desenho da guia cirúrgica computorizada, (C) Desenho da prótese PMMA computorizada, (D) Modelo CADS/ CAM representando os requisitos de osteoplastia, (E) Guia de fundação que também é utilizada como guia de osteoplastia ou redução óssea, (F) Broca do pino de fixação, (G) Inserção do pino de fixação, (H) Guia cirúrgica empilhável, (I) Guia cirúrgica empilhável colocada ou guia de fundação, (J) Colocação do implante, (K) Colocação do pilar Multi-Unit nos implantes, (L) Colocação do pilar provisório nos pilares Multi-Unit, (M) Junta e prótese provisória PMMA, (N) Colocação da junta sobre os pilares, (O) Colocação da prótese provisória, (P) Registo da mordida, (Q) O paciente morde até à oclusão com o registo da mordida, (R) Compósito/acrílico fluido inserido através dos orifícios para fixar a prótese PMMA aos pilares provisórios.

COLOCAÇÃO IMEDIATA/CARREGAMENTO IMEDIATO PROTOCOLO

a. Guia cirúrgico com suporte de osso

Clínico (Consulta pré-operatória n.º 1)

1. Impressões convencionais + registo de mordida ou impressões digitais

2. Obter uma tomografia computorizada de feixe cónico (CBCT)

- Assegurar que o registo da mordida está no lugar e que o paciente fecha em oclusão cêntrica.

3. A cor do dente é selecionada

Planeamento prévio:

1. O caso é revisto através de software de CBCT interativo tridimensional e pré-planeado de acordo com a posição ideal do implante, factores de força biomecânica e tipo de prótese (Fig. 33.19A, B, C, D).

2. O caso planeado para o tratamento, juntamente com as impressões (ou impressões digitais), é enviado para um laboratório ou fabricante para o fabrico do seguinte:

- Os moldes de estudo de trabalho são fabricados e montados num articulador, utilizando a placa cirúrgica como referência.
- A férula cirúrgica é fabricada a partir do plano de CBCT através de CAD/CAM ou de uma impressora 3D.
- Os pilares multiunit e os pilares provisórios pré-fabricados são fixados aos análogos dos implantes no molde de trabalho.
- Um polimetilmetacrilato (PMMA) é fabricado e escavado,

o que corresponde às posições do pilar. O laboratório fornece ao implantodontista

a. Guia de base óssea - Guia fixada que é suportada por osso e é utilizada como guia primária que suporta todas as guias empilháveis adicionais que são utilizadas. Além disso, se for indicada a redução do rebordo, esta guia pode ser utilizada como uma guia de redução óssea empilhável (Fig. 33.19E).

b. Guia cirúrgica empilhável - Esta férula empilhável (ou seja, fixada na guia da base óssea) é fabricada a partir do tratamento de TCFC e corresponde à posição dos implantes. Normalmente, trata-se de uma férula totalmente guiada, que permite toda a preparação da osteotomia e a colocação do implante através da guia (Fig. 33.19H, I, J).

c. Pilares Multiunit - Os pilares pré-fabricados são específicos para o sistema de implantes utilizado, o que permite a correção ideal da angulação entre os implantes. Normalmente, os multiunit podem ser standard (sem angulação) ou angulados com vários ângulos (Fig. 33.19K, 33.20A).

d. Pilares provisórios - São pilares aparafusados não engatáveis colocados nos pilares multiunidades que são utilizados para permitir a fixação da prótese aos pilares multiunidades (Fig. 33.19L, 33.20B).

e. Guia de pilar empilhável - Uma guia de pilar empilhável encaixa na guia de base e permite o posicionamento final dos pilares, que são inseridos nos implantes e utilizados para fixar a prótese.

f. Junta de silicone - Esta é uma junta flexível que é colocada sobre os pilares provisórios para evitar o fluxo de acrílico/compósito para o espaço tecidular aquando da fixação da prótese provisória nos pilares (Fig. 33.19M, N).

g. Registo da mordida - Utilizado para verificar o posicionamento correto e o assento da prótese provisória (Fig. 33.19P, Q).

h. Prótese provisória - Esta prótese (normalmente uma prótese PMMA) é inserida aquando da colocação do implante. É utilizada durante o período de cicatrização para verificar a estética, a dimensão vertical, a oclusão e a aceitação do paciente (Fig. 33.19 O, R).

i. Pinos de fixação - normalmente são utilizados 3 a 4 pinos de fixação para fixar a guia de base ao osso. Os pinos impedem qualquer movimento da guia durante o processo de osteotomia. (Fig. 33.19F, G). **Clínico**

(Cirurgia: Consulta n.º 2)

1. Os dentes remanescentes são extraídos, se indicado, juntamente com o desbridamento dos alvéolos de extração (Fig. 33.21A-C).
2. O tecido é refletido para expor o rebordo residual. O desenho do retalho é ditado pelo tamanho da guia.

NOTA: A guia deve ser avaliada de modo a ficar totalmente encaixada, sem oscilações ou movimentos.

Deve ter-se o cuidado de verificar se não existe qualquer impacto nos tecidos por baixo da guia. A guia da base óssea é fixada com pinos de fixação para evitar o movimento da guia durante a preparação da osteotomia. Normalmente, são utilizados três a quatro pinos de fixação, que se baseiam nas posições dos implantes (Fig. 33.21D).

3. Se for indicada uma redução óssea, o osso é reduzido até ao nível da guia com brocas de redução óssea. Por conseguinte, a guia de base óssea actua como uma guia de redução óssea.

4. A guia cirúrgica empilhável é colocada sobre a guia de base óssea. As osteotomias são preparadas de acordo com o protocolo cirúrgico totalmente guiado que é específico para o sistema de implantes que está a ser utilizado. Todos os implantes são colocados na posição final e a guia cirúrgica empilhável é removida (Fig. 33.21E-G).

5. A guia multi-unit empilhável é então posicionada na guia de base óssea. Esta guia permite o posicionamento ideal e a colocação dos pilares multiunit. Tenha em atenção que os pilares multiunit podem ser rectos ou angulados, dependendo do sistema de implantes utilizado. Os pilares multiunit são apertados de acordo com as instruções do fabricante e a guia empilhável é removida. NOTA: Pode ser tirada uma radiografia periapical do

EDENTULOUS ARCHES para verificar o assentamento completo dos pilares.

6. Os pilares aparafusados provisórios são colocados nos pilares multiunidades. Os parafusos do pilar não devem ser finalmente apertados no sítio e apenas apertados com a pressão dos dedos (Fig. 33.21H).

7. O gabarito de silicone macio é posicionado sobre os pilares provisórios. Deve verificar-se o assentamento completo do gabarito, porque isto pode impedir o assentamento completo da prótese provisória (Fig. 33.21I).

8. A prótese provisória (por exemplo, PMMA, acrílico) é posicionada sobre os pilares provisórios e a junta. O assentamento completo da prótese é verificado, juntamente com a oclusão ideal. O índice de registo da mordida é inserido para confirmar a dimensão vertical ideal e a oclusão cêntrica. São efectuados ajustes em conformidade com a prótese de PMMA ou a anatomia oclusal (Fig. 33.21J).

- Técnica alternativa: Pode ser utilizada uma prótese duplicada para obter um registo de mordida ou uma modificação estética a ser utilizada na prótese definitiva.

9. Fixação da prótese provisória aos pilares provisórios: A prótese provisória é então cimentada aos pilares provisórios através de compósito fotopolimerizável (ou seja, também pode utilizar acrílico autopolimerizável ou de dupla polimerização) através de aberturas de injeção presentes na prótese provisória. O paciente fecha-se em oclusão cêntrica; o compósito fotopolimerizável é escoado através de orifícios pré-perfurados. O acrílico fluido é curado através de uma luz de polimerização. O gabarito de silicone impedirá que o compósito/acrílico flua para a área do pilar/sulco (Fig. 33.21K e 33.21L).

10. Os parafusos que fixam a prótese provisória aos pilares são desapertados e removidos. A prótese é inspeccionada para verificar se existem espaços vazios entre os pilares provisórios e a prótese provisória. O compósito/acrílico é adicionado em conformidade. A prótese é então polida e recolocada, com os parafusos apertados

de acordo com as recomendações do fabricante. Os orifícios de acesso são preenchidos com fita de politetrafluoroetileno esterilizada (fita de canalizador) e compósito fotopolimerizável.

- NOTA: Tratamento alternativo: Antes da colocação definitiva da prótese provisória, pode ser utilizada uma prótese dupla transparente para obter registos do maxilar e moldagem final para o fabrico da prótese definitiva.

Clínico (Prótese: Consulta n.º 3)

- Após uma cicatrização suficiente, o médico confirma a dimensão vertical correta, a oclusão, a cor e os contornos da prótese. A prótese provisória é removida e é efectuada uma impressão final. Pode ser utilizado um gabarito de verificação para obter uma impressão exacta. Os blocos de acrílico seccionados que contêm cilindros de titânio são fixados em cada implante. Cada cilindro é cimentado em conjunto e é efectuada a impressão final. Se não houver alterações

indicado, o laboratório é instruído para completar a prótese definitiva, que é mais frequentemente uma prótese de arco completo em zircónio monolítico.

Clínico (Prótese: Consulta n.º 4)

- O médico coloca a prótese definitiva após a remoção da prótese provisória.

- A prótese provisória é guardada como prótese de reserva ou pode ser utilizada como uma possível prótese futura, caso seja necessário (Fig. 33.21M).

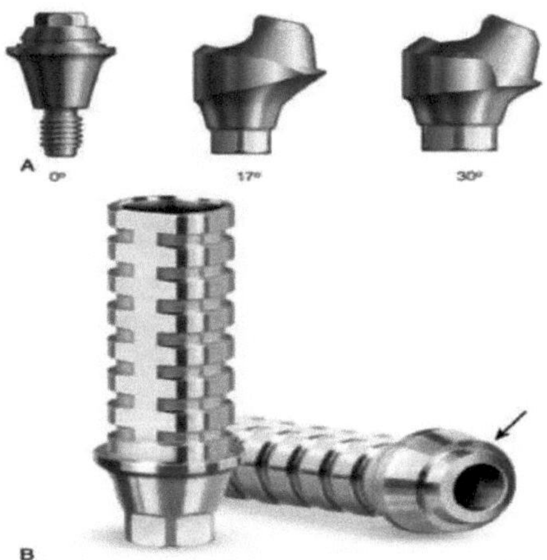

Fig. 33.20 (A) Pilares Multiunit com angulações variáveis que dependem da trajetória do implante. Normalmente, os pilares multi-unit estão disponíveis em 0°, 17° e 30° (B) Pilares temporários que se inserem nos pilares multi-unit que fixam a prótese aos implantes. Normalmente, os pilares sem encaixe (seta) são utilizados para casos de arcada completa.

B. Guia cirúrgico com suporte de tecido

Procedimento idêntico ao descrito na parte A, com as seguintes excepções:

1. O Dual Scan CBCT é utilizado para o fabrico do guia com suporte de tecido.

2. É utilizada uma guia de base de tecido em vez da guia de base de osso (Fig. 33.2L).

3. O tecido não é refletido e o procedimento é concluído sem retalhos.

4. Não é utilizada qualquer guia de redução óssea.

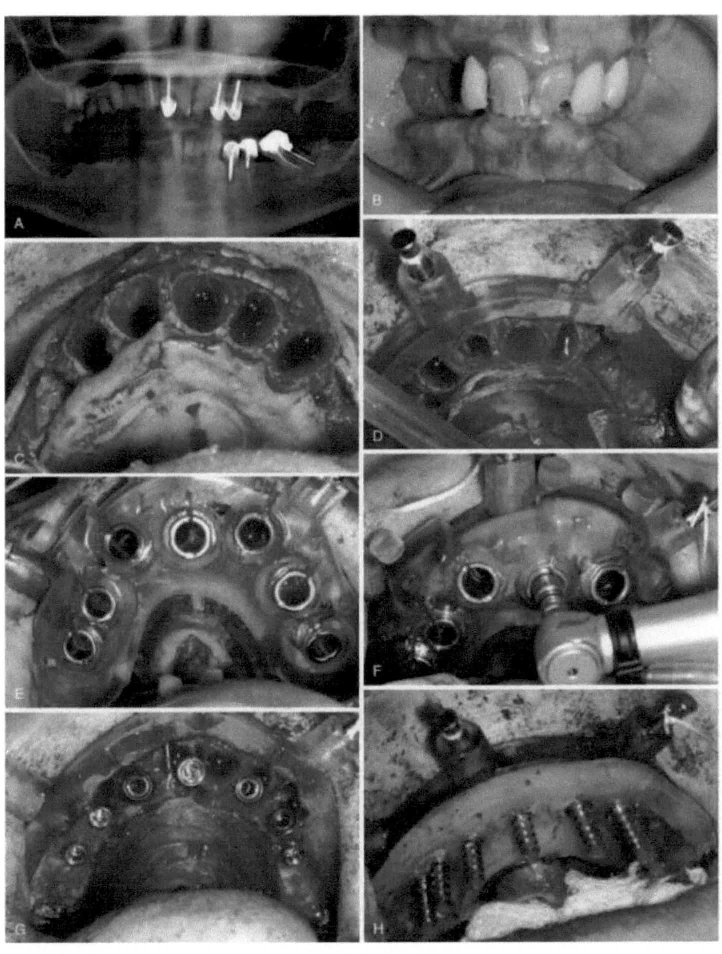
A
B
C
D
E
F
G
H

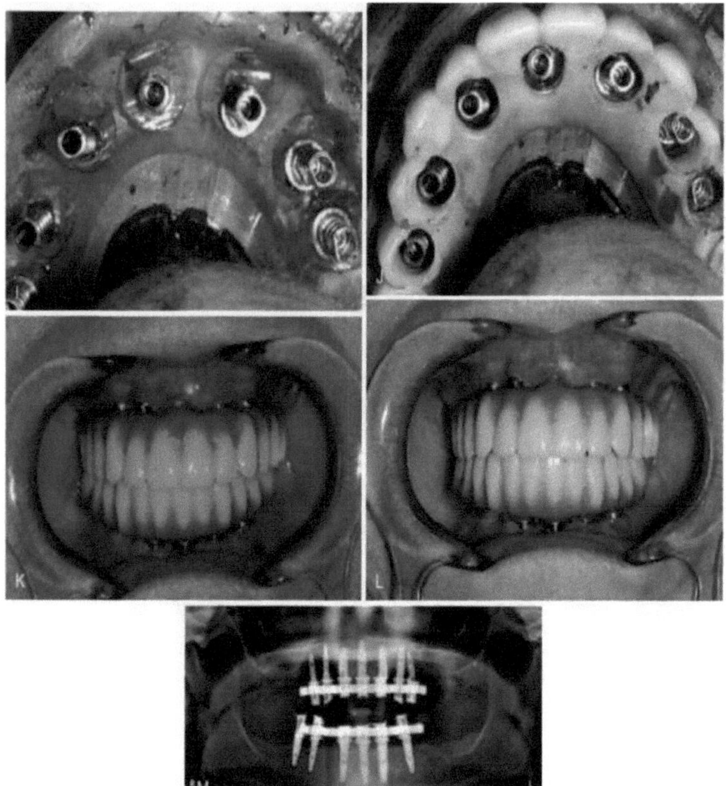

Fig. 33.21 (A) Panorâmica pré-operatória mostrando dentes maxilares e mandibulares não restauráveis. (B) Vista intra-oral dos dentes não restauráveis. (C) Extração dos dentes maxilares. (D) Guia de fundação óssea fixada na crista residual. Esta guia também é utilizada como guia de redução óssea. (E) Guia cirúrgica empilhável: guia que se insere na guia de base óssea, que é utilizada para preparar osteotomias e colocação de implantes. (F) Colocação de implantes através de gabarito totalmente guiado. (G) Colocação do implante no maxilar. (H) Pilares aparafusados provisórios inseridos nos pilares multiunit. (I) Colocação de um gabarito de silicone macio sobre os pilares para evitar que o compósito/acrílico flua para os espaços dos tecidos. (J) Prótese pro visional de polimetilmetacrilato (PMMA): prova da prótese de PMMA para verificar o assentamento completo. (K) Inserção final das próteses provisórias PMMA maxilares e mandibulares. (L) Inserção final das próteses de zircónio maxilar e mandibular. (M) Radiografia panorâmica final da prótese pós-operatória.

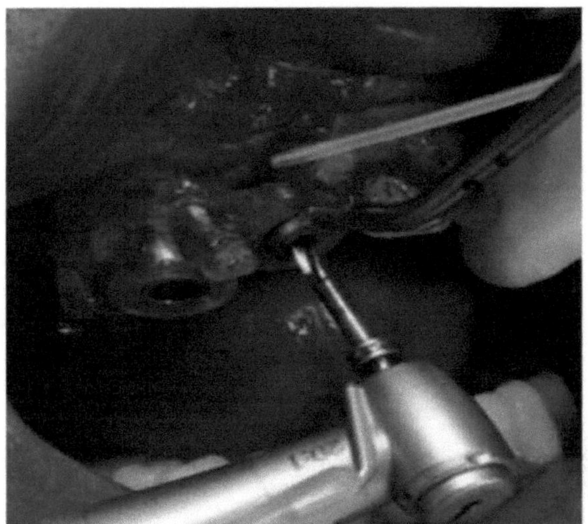

Fig. 33.22 A A colocação de implantes imediatos com suporte de tecidos é um procedimento sem retalho que tem uma elevada incidência de complicações e não permite um enxerto ósseo ideal dos defeitos à volta dos implantes colocados

COMPLICAÇÕES DAS PRÓTESES PROVISÓRIAS FIXAS

Se os princípios protéticos básicos não forem respeitados aquando da colocação de uma prótese provisória, as complicações podem tornar-se mais prevalecentes. Idealmente, a prótese não deve interferir com a cicatrização dos tecidos moles, os cantilevers devem ser limitados e evitados, se possível, as mesas oclusais devem ser estreitadas no sentido vestíbulo-lingual e os contactos oclusais devem ser uniformes e ideais.

1. Suarez-Feitoet al. [169] avaliaram as complicações em 242 pacientes tratados consecutivamente, com mais de 1000 implantes suportando uma prótese provisória. Durante os primeiros 60 a 90 dias, 8,3% dos pacientes tiveram pelo menos uma fratura, sendo que 7,4% ocorreram nas primeiras 4 semanas. No total, 8,3% dos pacientes tiveram pelo menos uma fratura e 7,4% das restaurações fracturaram, das quais mais de metade ocorreu durante as primeiras 4 semanas. Quando a oclusão oposta era uma prótese implanto-suportada, o risco de fratura era 4,7 vezes maior. A arcada maxilar tinha um risco de fratura 3,5 vezes maior.

2. Nikelliset al. [170] relataram resultados semelhantes, que incluíram uma taxa de fratura de 16,6% com próteses provisórias quando a dentição oposta era uma prótese implanto-suportada. Para combater a maior taxa de complicações na maxila,

3. Collaert e De Bruyn[171] sugeriram uma estrutura metálica para reforçar a reconstrução provisória, uma vez que o seu estudo mostrou que sete de nove próteses provisórias resultaram em fracturas precoces. Depois de alterarem o seu protocolo para

incluir uma barra de metal fundido, não foram observadas mais fracturas. Para além disso, as questões relacionadas com a fala têm-se revelado problemáticas. No maxilar, normalmente devido à posição do implante e ao aumento do reforço estrutural, o espaço para a língua ficou comprometido. Por conseguinte, devido ao volume, os pacientes referiram frequentemente este problema. 4.Molly et al.[172] referiram que 10% das próteses de implantes maxilares de carga imediata resultaram em deterioração da fala não adaptável por parte dos pacientes.

5. Van Lierde et al.[173] mostraram resultados semelhantes com próteses All on-4 de carga imediata, em que 53% dos pacientes tinham problemas de fala relacionados. A razão mais comum foi o posicionamento palatino dos implantes com pilares angulados (Fig. 33.23).

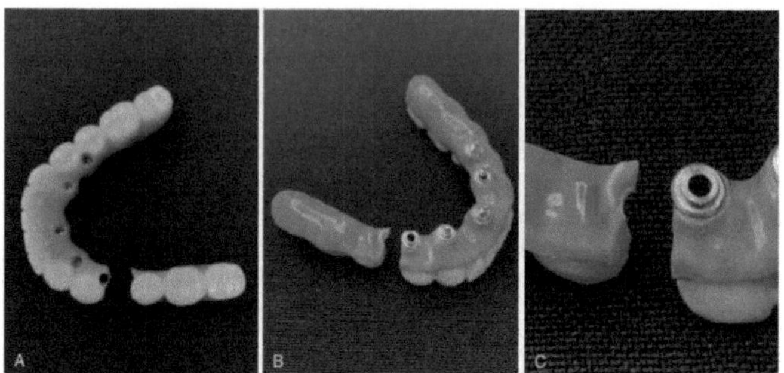

Fig. 33.23 Prótese de polimetilmetacrilato (PMMA) fracturada. (A a C) A complicação mais comum para uma prótese provisória de PMMA é uma fratura da subestrutura. As imagens incluídas representam uma fratura, principalmente devido ao grande cantilever que está presente.

9. PROTOCOLO DE CARGA IMEDIATA DE IMPLANTES PARA SOBREDENTES

O conceito de carga imediata para overdentures mandibulares tem sido discutido na literatura há mais de 50 anos. O implante subperiosteal e o implante staple mandibular foram carregados imediatamente após a inserção e cumpriram a definição de carga imediata.

1. Babbush et al. [17 4] relataram sobre overdentures de carga imediata no início dos anos 80, com implantes de forma de raiz roscada.

2. Mais recentemente, Chiapasco et al.[175] documentaram taxas de sucesso de implantes de 88% a 97% ao longo de 5 a 13 anos. Em teoria, o risco de unir implantes com uma barra para uma sobredentadura de implante é menor do que para uma prótese fixa, porque o paciente pode remover a restauração à noite para eliminar o risco de parafunção nocturna. Além disso, a sobredentadura pode ter algum movimento e carga inerentes ao tecido mole, o que acrescenta um sistema de alívio do stress para os implantes rígidos. O plano de tratamento para o número de implantes e a posição das

sobredentaduras completamente suportadas por implantes (ou seja, prótese RP-4) deve ser semelhante a uma restauração fixa. Se a prótese não tiver movimento enquanto estiver colocada, então não pode obter apoio do tecido mole. Embora a prótese possa ser removida, é completamente suportada pelo implante durante a função ou parafunção. Em contraste, uma prótese RP-5 carrega principalmente os tecidos moles com apoio secundário dos implantes. As próteses sobre implantes com suporte de tecidos duros e moles podem apresentar um risco acrescido de carga imediata, porque o binário biomecânico dos implantes pode ser aumentado em comparação com as restaurações totalmente suportadas por implantes. Deve-se ter cuidado relativamente à quantidade e direção do movimento da prótese durante o período de carga inicial. A utilização de um único implante imediato foi documentada por vários autores na literatura.

3. Cordioli et al.105 e Krennmair e Ulm[176] concluíram que um implante colocado na linha média mandibular era um tratamento credível para pacientes idosos com próteses dentárias que sofriam de complicações mastigatórias. Para além disso, foram relatados

resultados positivos, como a satisfação e a melhoria da qualidade de vida relacionada com a saúde, juntamente com bons resultados funcionais.

4. Liddelow e Henry[177] relataram um estudo prospetivo de 36 meses que avaliou uma prótese de implante único que é restaurada imediatamente em função. Concluíram que um único implante com uma superfície oxidada pode proporcionar resultados benéficos com um custo financeiro mínimo para o paciente (Fig. 33.24).

5. Ormianeret al. [178] relataram um protocolo de carga modificado com dois implantes que foram imediatamente carregados na mandíbula. Foi alcançada uma taxa de sucesso de 96,4% com uma técnica de fixação modificada. O Impregum (3M ESPE) foi utilizado para fornecer retenção para a prótese durante as fases iniciais do tratamento, uma vez que o material de impressão foi mudado de 2 em 2 semanas durante os primeiros 3 meses.

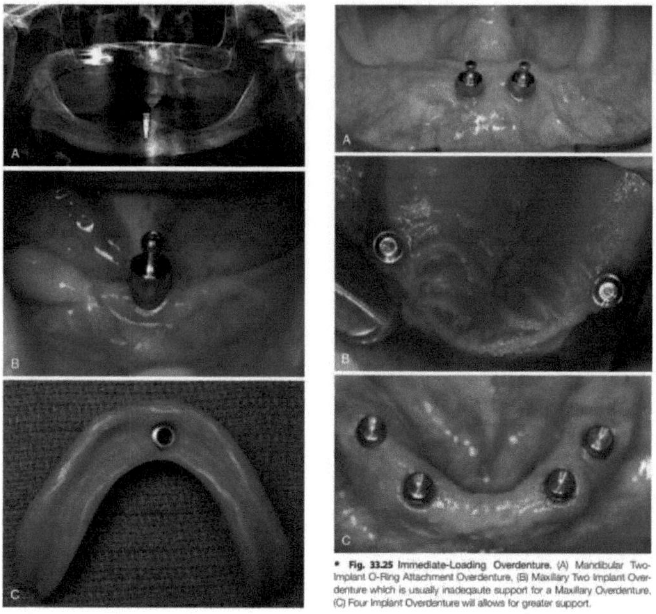

• Fig. 33.25 Immediate-Loading Overdenture. (A) Mandibular Two-Implant O-Ring Attachment Overdenture. (B) Maxillary Two Implant Overdenture which is usually inadeqaute support for a Maxillary Overdenture. (C) Four Implant Overdenture will allows for greater support.

- Fig. 33.24 Sobredentadura imediata de implante único. (A) Um implante colocado na linha média que resulta em resultados variáveis de satisfação do paciente.

(B) Fixação do O-ring colocada. (C) Prótese com anel de fixação em O.

PROTOCOLO DE TRATAMENTO DE SOBREDENTADURAS DE CARGA IMEDIATA

1. **Overdentures de implantes de carga imediata:**

a. **Carga imediata**: Após a colocação do implante, os pilares são colocados nos corpos do implante.

A prótese atual do doente é modificada para assentar completamente, sem interferências da dentadura. O encaixe fêmea adequado é fixado diretamente à base da prótese com acrílico/composto de encaixe fotopolimerizável. Após uma cicatrização adequada, os protocolos protéticos convencionais podem ser utilizados para fabricar uma nova prótese com encaixes de implantes simples ou unidos.

b. **Carga precoce**: Aquando da colocação dos implantes, é feita uma impressão final dos implantes existentes. Na consulta pós-operatória, são preenchidos os registos do maxilar, com a dimensão vertical correta e o registo da mordida. O protocolo protético convencional é então cumprido para completar a prótese final com attachments simples ou splintados.

Carregamento imediato: Instruções pós-operatórias:

Dieta:

Se a prótese com carga imediata ficar parcialmente não cimentada ou fraturar, os restantes implantes ligados à restauração correm um risco acrescido de falha por sobrecarga. Por conseguinte, a dieta do doente deve ser limitada apenas a alimentos moles durante o processo de carga imediata. A massa e o peixe são aceitáveis, enquanto que as crostas duras do pão, a carne e os vegetais ou frutos crus são contra-indicados.

Prótese final:

Após uma cicatrização suficiente (~ 4 - 8 meses), a prótese provisória é removida e é obtida uma impressão final para fabricar a prótese definitiva.

CARGA IMEDIATA: COMPLICAÇÕES PÓS-OPERATÓRIAS Prótese Imediata de Arco Completo (Pilares Multiunit):

1.G0thberg et al.[179] compararam dois tipos de pilares multiunidades (um oxidado e outro maquinado) versus próteses de implantes sem pilares que suportam próteses fixas (ou seja, FP-3) com um protocolo de carga imediata ou retardada. Não se registou uma diferença significativa na perda óssea marginal entre os diferentes protocolos de carga. No entanto, os implantes com pilares multiunit maquinados apresentaram uma perda óssea marginal significativamente menor após 3 anos em comparação com pilares oxidados ou sem pilares.

Prótese Imediata de Arco Completo: (Ligação/desligação de pilares de cicatrização): Numerosos investigadores avaliaram o efeito da colocação do pilar definitivo (final) no momento da colocação do implante versus numa fase posterior nos tecidos moles e duros.

2. Molina et al [182] avaliaram a conexão e desconexão de pilares de cicatrização versus o pilar final colocado no momento da inserção com implantes de carga precoce. Determinaram que a conexão/desconexão contínua do pilar levou à perda óssea durante a fase de cicatrização. Este estudo apoiou outros estudos de implantes de colocação imediata com resultados semelhantes. [180, 181]Assim, ao longo do protocolo de prótese imediata de arcada

completa, quanto menor for o número de vezes que os pilares de cicatrização são ligados/desligados, menor será a perda óssea. A ligação do pilar no momento da colocação do implante parece reduzir as alterações do nível ósseo durante o período de cicatrização de 6 meses, em comparação com a utilização de pilares de cicatrização padrão (que são continuamente removidos durante o processo protético).

10. PROTOCOLO DE IMPLANTE DE CARGA IMEDIATA: PACIENTE PARCIALMENTE EDÊNTULO

IMPLANTES ANGULARES:

Os implantes dentários imediatos para implantes unitários estão bem documentados na literatura, com numerosos ensaios clínicos que demonstram taxas de sobrevivência e sucesso satisfatórias. No entanto, uma diferença importante na longevidade dos implantes imediatos unitários é o protocolo de carga. Num estudo de meta-análise, verificou-se uma taxa de insucesso cinco vezes superior com implantes unitários de carga imediata em comparação com a cicatrização tardia. Nenhum dos estudos avaliados demonstrou vantagens superiores a nível dos tecidos moles e da estética em comparação com os protocolos cirúrgicos retardados. Em 1998, Misch [18 3] publicou o primeiro artigo sobre a "reinvenção" da "carga" imediata para pacientes parcialmente edêntulos. Uma vez que a maioria dos pacientes tem dentes remanescentes adequados em contacto para funcionar, o seu protocolo incluiu uma prótese provisória principalmente para estética, e a prótese de implante é completamente desprovida de quaisquer contactos oclusais.

Este conceito foi designado por N-FIT, ou dentes imediatos não funcionais.

DENTES IMEDIATOS NÃO FUNCIONAIS:

Indicações:

- Área edêntula com osso disponível e densidade óssea favoráveis
- Pacientes parcialmente edêntulos com contactos oclusais cêntricos e excursões em dentes naturais (ou implantes cicatrizados)
- Ausência de hábitos parafuncionais
- Posição ideal do implante e dimensões do implante (ou seja, diâmetro e comprimento)

Contra-indicações:

- Pacientes com hábitos orais parafuncionais (ou seja, impulso anterior e lateral da língua, ou morder um cachimbo enquanto fuma)

- Contactos oclusais que resultariam em contactos funcionais na prótese sobre implantes

Vantagens dos dentes imediatos não funcionais:

- O paciente tem uma substituição dentária estética fixa após

a cirurgia da fase I.

- Não é necessária uma cirurgia de fase II (elimina o desconforto para o doente e diminui as despesas para o médico).

- A emergência de tecidos moles pode ser desenvolvida com a prótese de transição e o tecido pode amadurecer durante o processo de cicatrização óssea.

- A fixação do hemi desmossoma do tecido mole no corpo do implante por baixo da microconexão de fenda pode cicatrizar com uma interface melhorada.

- O paciente pode avaliar a estética da prótese provisória durante a fase de cicatrização

Desvantagens dos dentes imediatos não funcionais:

- Se for aplicada força à prótese provisória, o micro

movimento do implante pode causar perda de osso da crista ou falha do implante.

- A parafunção causada por hábitos linguísticos ou estranhos (por exemplo, morder uma caneta) pode causar traumatismo e perda de crista óssea ou falha do implante.

- O material de impressão ou acrílico pode ficar preso sob o tecido ou entre o implante e o osso da crista.

- Osso demasiado mole, diâmetros de implantes pequenos ou desenhos de implantes com menos área de superfície

pode provocar contornos de tensão crestal demasiado grandes e causar perda óssea ou falhas nos implantes.
- A duração da cirurgia e/ou da consulta pós-operatória é mais longa.

REVISÃO DA LITERATURA PARA IMPLANTES INDIVIDUAIS:

Carga precoce com implantes unitários:

1. Andersen et al [18 4] avaliaram a carga precoce de oito implantes no maxilar. Após a colocação do implante, as impressões foram concluídas e as restaurações provisórias de resina acrílica foram fabricadas aproximadamente 1 semana após a cirurgia. Aos 6 meses, as coroas provisórias foram

removidas e foi colocada uma prótese dentária unitária final. Após 5 anos, foi registada uma taxa de sucesso de 100%, juntamente com um ganho ósseo de 0,53 mm entre a colocação do implante e a avaliação final.

2. Cooper et al[185] relataram a taxa de sucesso de implantes de 3 anos de implantes maxilares anteriores colocados imediatamente após a cirurgia. Os níveis ósseos peri-implantares, juntamente com o crescimento da papila, foram avaliados. Os autores concluíram que o zénite gengival aumentou do 1° para o 3° ano e que a perda óssea marginal foi mínima, com uma média de 0,42 mm.

Carga imediata com implantes unitários:

3. Gomes et al·[186] publicaram um relatório inicial de carga imediata num único implante.

Este relatório incluiu o fabrico de uma coroa provisória aparafusada sobre um implante de colocação imediata.

4. Ericsson et al· [18 7] relataram um estudo prospetivo com implantes de um único dente com um protocolo de carga

imediata em comparação com um procedimento de implante de duas fases. No grupo de carga imediata, foi colocada uma prótese provisória de coroa única no prazo de 24 horas após a colocação. No prazo de 6 meses, os implantes foram restaurados com uma prótese definitiva. Dois i implantes (14%) no grupo de carga imediata falharam, e não se registou qualquer perda de implante no protocolo de duas fases. A perda óssea média foi de aproximadamente 0,1 mm em ambos os grupos de implantes. 5.Hui [18 8] avaliou 24 pacientes que receberam restaurações de implantes em dentes unitários após extração dentária na zona estética. Após um seguimento de 1,5 anos, todos os implantes permaneceram integrados.63

6. Degidi et al. [18 9] avaliaram implantes unitários que não tinham carga imediata funcional. Todos os implantes foram colocados com um torque de inserção mínimo de 25 N-cm e, após 5 anos de acompanhamento, foi registada uma taxa de sobrevivência de 95,5%. Ao comparar locais de extração cicatrizados com locais de extração imediata, foram registados 100% e 92,5% de sucesso,

respetivamente. Foi registada uma taxa de sucesso de 100% em qualidade óssea favorável (tipo 1), enquanto foi encontrada uma taxa de 95,5% em qualidade óssea fraca (tipo 4).

7. Chaushuet al. [19 0] compararam o sucesso de implantes de carga imediata em locais de extração recentes com locais que estavam cicatrizados. As restaurações provisórias foram colocadas imediatamente no dia da cirurgia. Os autores concluíram que a carga imediata num local de extração aumentou a taxa de insucesso (ou seja, aproximadamente 20%) em comparação com locais cicatrizados com carga imediata.

8. Mankoo [191] descreveu a colocação imediata de implantes e a provisionalização na região anterior da cavidade oral. Referiu que esta técnica era vantajosa, não só pela ausência de uma cirurgia de fase 2 necessária, mas também pelos benefícios estéticos proporcionados por uma restauração provisória. Além disso, não é necessária uma prótese amovível, que normalmente é de difícil adaptação para o paciente e tem problemas estéticos associados.

9. Uma meta-análise que identificou mais de 5000 estudos foi concluída por Pigozzoet al. [192]e concluiu que não existiam

diferenças significativas entre os protocolos de carga imediata e precoce com coroas de implantes unitários. A taxa de sucesso e sobrevivência, juntamente com a perda de osso marginal, foi avaliada até 3 anos.

Protocolo cirúrgico-prostético para implantes unitários

Após a colocação de um implante dentário unitário, o médico tem três opções à sua disposição:

1. **Técnica em duas fases:** envolve uma cicatrização retardada e uma segunda cirurgia para expor o implante antes da reabilitação protética.
2. **Técnica de uma fase:** é colocado um pilar de cicatrização após a colocação do implante, a cicatrização é concluída e a reabilitação protética é adiada.
3. **Restauração imediata com uma prótese provisória:** pode ser carregada ou não funcional; raramente um implante imediato de um único dente é colocado diretamente em função devido ao aumento das forças biomecânicas que podem resultar numa cicatrização deficiente ou na falha do implante.

DENTE ÚNICO NÃO FUNCIONAL

PROCEDIMENTO DE RESTAURAÇÃO IMEDIATA:

O conceito N-FIT apresenta uma abordagem semelhante à técnica de carga imediata, exceto que a prótese de transição suportada por implantes é colocada fora de todos os contactos oclusais opostos diretos durante o período de cicatrização óssea. Como resultado, o clínico de implantes pode fabricar imediatamente uma substituição dentária estética para o paciente, mas sem contacto oclusal. Ao colocar uma prótese imediata, os contornos dos tecidos moles, bem como a estética, podem ser desenvolvidos através da prótese provisória e do processo de cicatrização óssea (Fig. 33.12).

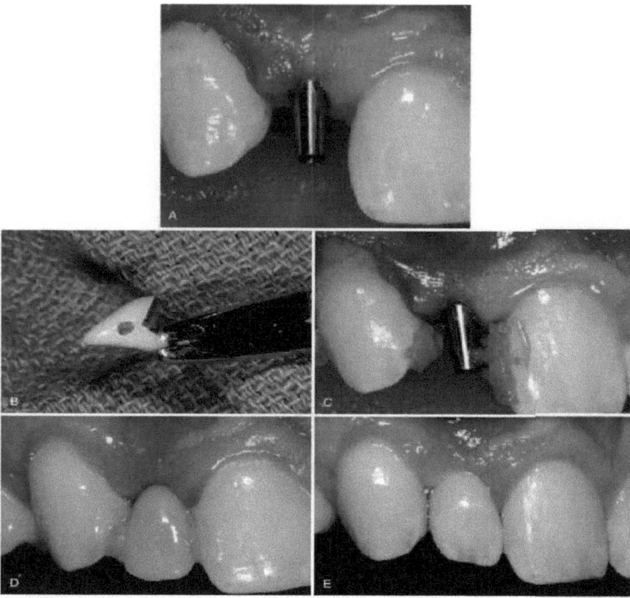

Fig. 33.12 Prótese imediata não funcional. (A) Colocação de implante no incisivo lateral direito do maxilar. (B) Uma prótese provisória em acrílico é fabricada na cadeira e revestida para encaixar no pilar inserido. (C) Os dentes adjacentes são tratados com ácido. (D) A prótese provisória é colada aos dentes adjacentes, e a oclusão é confirmada para não incluir contactos. (E) Após 4 meses de cicatrização, a prótese provisória é removida e a prótese definitiva é concluída.

Após a colocação do implante, existem várias opções de tratamento para o clínico provisionalizar a restauração do implante.

1. Coroa de implante fabricada pelo laboratório de prótese dentária, em que o clínico reveste a prótese provisória para a colocação de um pilar do tipo stock; pode ser uma prótese cimentada ou aparafusada.

2. Coroa pré-fabricada que é revestida pelo clínico; normalmente, é inserido e preparado um pilar de reserva ou pré-fabricado, após o que a restauração provisória é fabricada de acordo com as exigências estéticas e funcionais da área.

3. Compósito que é colado a um pilar pré-fabricado ou de stock

4. e os dentes adjacentes.

5. O médico faz uma impressão do implante após a inserção, juntamente com os registos do maxilar e as impressões opostas; é colocado um pilar de cicatrização; na remoção da sutura, que é normalmente 2 semanas após a colocação, o pilar de cicatrização é removido e substituído por um pilar modificado em laboratório e uma prótese provisória; este é um exemplo de carga precoce.

Independentemente da técnica utilizada para fabricar uma prótese provisória, é imperativo que a oclusão seja rigorosamente monitorizada. Após a colocação da coroa provisória, a prótese deve ser avaliada em todas as excursões cêntricas e excêntricas para verificar se não há contacto. A região anterior do maxilar é especialmente preocupante, porque o movimento horizontal dos dentes anteriores é muito maior do que o dos dentes posteriores.

Por conseguinte, os movimentos de excursão devem ser avaliados com todos os graus de força (ou seja, movimentos de aperto e bruxismo) (Fig. 33.13).

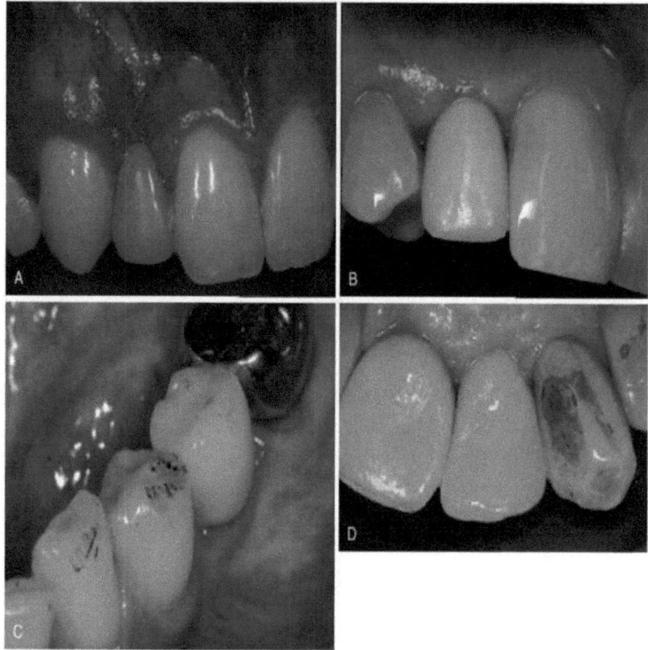

Fig. 33.13 Próteses provisórias de dente único. (A) A prótese pode ser colada aos dentes adjacentes, mas apenas quando não existe mobilidade horizontal dos dentes pilares adjacentes. (B) Provisória sem contacto com os dentes adjacentes devido a contactos excursivos pesados no canino. (C) Provisório colocado num pré-molar mandibular imediato; note-se o ligeiro contacto em oclusão ligeira, todos os contactos devem ser removidos para permanecerem não funcionais, (D) Incisivo lateral em carga imediata mostrando ausência de contactos oclusais e contactos ideais no canino

PROTOCOLO PARA A FASE I DE CARGA PRECOCE NÃO FUNCIONAL DE DENTES IMEDIATOS

Nomeação #1:

Cirurgia

1. Fazer a impressão da arcada oposta e obter a cor do dente e o registo da mordida cêntrica.

2. Efetuar uma cirurgia de implantes de fase I (utilizar implantes mais largos sempre que possível).

3. Efetuar uma moldagem com material de silicone adicional ou poliéter. Verificar se não fica nenhum material de moldagem preso por baixo da aba.

4. Coloque um pilar de cicatrização aproximadamente 2 mm acima do tecido.

5. Sutura (a espessura do tecido deve ser inferior a 4 mm).

Procedimento laboratorial

1. As impressões são montadas num articulador com registos maxilares corretos.

2. É selecionado e preparado um pilar para uma prótese cimentada ou aparafusada.

3. A prótese provisória é fabricada com uma mesa oclusal estreita, altura mínima das cúspides e sem contactos oclusais ou excursivos.

Nomeação #2:

Remoção de sutura/inserção de prótese

1. As suturas são removidas de forma traumática.

2. O pilar de cicatrização é removido e a abertura interna do implante é irrigada com cloro-hexidina.

3. O pilar fabricado em laboratório é inserido (se for retido com cimento).

4. Utilize o contra-torque (hemostato) e aperte o parafuso do pilar com 20 a 30 N-cm (que é menos do que a pré-carga final).

5. Colocar a prótese provisória e avaliar o contorno e a oclusão (sem contactos oclusais).

6. Instruir o doente a comer alimentos macios (por exemplo, massa, peixe, carne cozinhada).

Não são permitidos vegetais crus ou pão duro até à entrega da prótese definitiva. Não são permitidos hábitos orais, tais como a mastigação de pastilhas elásticas. Sempre que possível, o doente deve evitar mastigar alimentos nas regiões dos implantes.

PARCIALMENTE EDENTULOSO (mais de um espaço edêntulo)

Com espaços parcialmente edêntulos, os implantes de carga

imediata são um tópico controverso. A maioria dos estudos consiste no tratamento de pacientes em áreas com carga, como a parte posterior da cavidade oral. Poucos estudos foram efectuados na zona estética. Até estarem disponíveis estudos mais pormenorizados, os clínicos devem estar conscientes da colocação de implantes imediatos, especialmente na zona estética em pacientes parcialmente edêntulos.

REVISÃO DA LITERATURA SOBRE ARCOS PARCIALMENTE EDÊNTULOS

Carga precoce na arcada parcialmente edêntula

1. Testori et al.[193] relataram uma taxa de sucesso de 97,7% em 3 anos num estudo longitudinal, prospetivo e multicêntrico de carga precoce de implantes. Todos os implantes foram colocados na região posterior da cavidade oral e foram carregados no prazo de 8 semanas.

2. Cochran et al., [194] num estudo longitudinal, prospetivo e multicêntrico, relataram uma taxa de sucesso de 99,1% após 1 ano. Os implantes foram colocados nas regiões posteriores dos

maxilares, com vários tempos de cicatrização baseados na densidade do osso.

3. Luongo et al.[195] avaliaram a carga imediata e precoce (11 dias) de implantes na parte posterior da maxila e da mandíbula. Foi registada uma taxa de sucesso de 98,8% e os resultados foram semelhantes aos dos implantes de carga tardia.

4. Vanden Bogaerde et al.[196], num estudo multicêntrico, colocaram próteses provisórias entre 9 e 16 dias após a colocação do implante no maxilar. Foi registada uma taxa de sobrevivência do implante de 99,1% após 18 meses, com uma perda óssea inferior a 0,8 mm.

Carga imediata na arcada parcialmente edêntula

5. Drago e Lazzara[197] relataram um estudo que envolveu coroas provisórias restauradas de implantes fixos sem oclusão imediatamente após a colocação do implante. Os implantes foram imediatamente restaurados com pilares pré-fabricados e cimentados. Não existiam contactos oclusais ou interferências. As próteses definitivas foram colocadas 8 a 12 semanas após a

colocação do implante. Após 18 meses, a taxa de sobrevivência dos implantes foi de 97,4% e registou-se uma perda óssea média de 0,76 mm.

6. Curiosamente, Machtei et al.[198] avaliaram implantes colocados na mandíbula em pacientes com periodontite crónica. Concluíram que os protocolos de carga imediata são um tratamento previsível; no entanto, deve ter-se cuidado nas regiões molares.

7. Schincaglia et al.[199] relataram um estudo de boca dividida com mandíbulas posteriores bilaterais, parcialmente edêntulas. A taxa de sucesso global foi de 95%; foi recomendado um torque de inserção de 20 N-cm ou superior e um valor ISQ superior a 60 N-cm (Fig. 33.14).

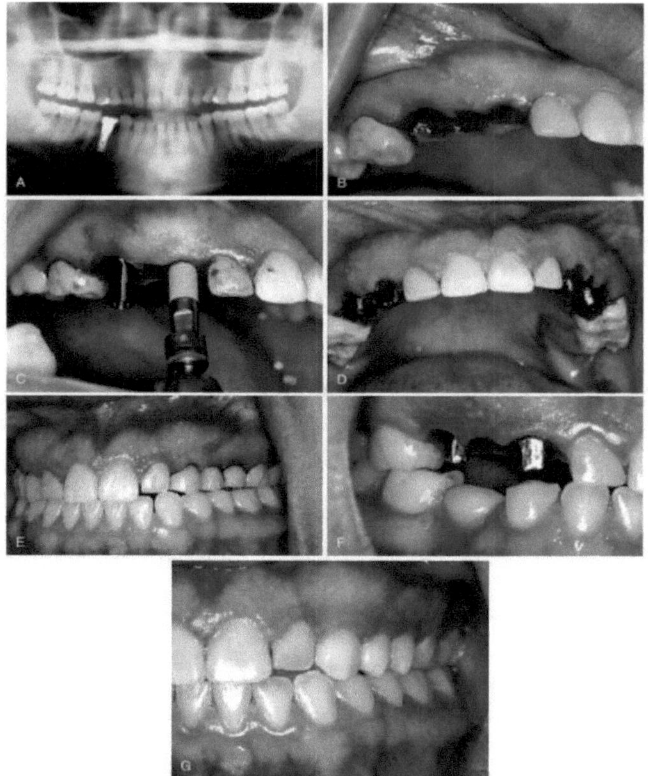

Fig. 33.14 (A) Uma radiografia panorâmica de um paciente com anodontia parcial, faltando os caninos permanentes bilaterais, o primeiro pré-molar e os segundos pré-molares. (B) Os dentes decíduos foram extraídos. (C) Dois implantes são usados para suportar a prótese em cada lado. O espaço mesiodistal é inadequado para três implantes. (D) Os quatro implantes são preparados para uma prótese de transição cimentada. (E) As restaurações provisórias N-FIT têm como objetivo principal a estética e estão completamente fora de oclusão na relação cêntrica e em todas as excursões. (F) A restauração definitiva é efectuada após 4 a 6 meses. Nesta altura, os tecidos moles e duros estão maduros. (G) A restauração final da prótese parcial fixa de três unidades suportada por dois implantes de carga imediata.

DISCUSSÃO

CONSIDERAÇÕES CIRÚRGICAS:

1. A seleção, posição e distribuição dos implantes devem ser orientadas pelo plano de restauração.

2. Sempre que possível, devem ser utilizados modelos de diagnóstico e cirúrgicos que indiquem o plano protético.

3. Deve ter-se o cuidado de otimizar a distribuição dos implantes colocados em arcadas edêntulas e destinados a restauração ou carga imediata ou precoce.

4. Recomenda-se a minimização do risco biomecânico para os implantes em arcadas edêntulas e em pacientes que apresentem regiões edêntulas alargadas. Por conseguinte, devem ser feitos esforços para reduzir a influência dos cantilevers, utilizando um número adequado de implantes e optimizando a distribuição. Além disso, deve ser posicionado um número adequado de implantes para facilitar a esplintagem e a proteção contra os possíveis efeitos da micromovimentação.

5. Deve ser alcançada a estabilidade clínica dos implantes

dentários. Isto é possível através da seleção de pacientes que apresentem qualidade e quantidade óssea adequadas, da seleção de um implante com uma superfície rugosa e dimensão adequada e da utilização de uma boa técnica clínica para manter o contacto entre os implantes e o osso.

Considerações sobre restauração:

1. Sempre que possível, deve ser estabelecida uma vantagem clara para o doente antes do tratamento.

2. Sempre que possível, os efeitos biomecânicos da restauração provisória devem ser controlados (a) limitando e distribuindo o contacto oclusal em oclusão cêntrica ou intercuspidação máxima, (b) removendo todos os contactos excursivos das restaurações provisórias, (c) limitando os efeitos dos cantilevers e da carga fora do eixo, e (d) unindo os implantes sempre que possível.

3. Devem ser encorajados os procedimentos protéticos tradicionais associados à exatidão do ajuste e da passividade, à avaliação do esquema oclusal e à avaliação da satisfação do

paciente.

4. Sempre que possível, as restaurações provisórias devem permanecer no local durante todo o processo de cicatrização, permitindo uma cicatrização adequada dos tecidos duros e moles em contacto com os implantes e a prótese.

5. São necessários parâmetros claros para avaliar o resultado do tratamento de restauração.

CONCLUSÃO

Os relatórios mais actuais sugerem que a prevalência da capacidade de sobrevivência dos implantes aumentou e que as recomendações anteriores podem não refletir a capacidade de sobrevivência proporcionada pelas opções actuais de planeamento e execução do tratamento. Uma preparação e um desempenho cirúrgicos cuidadosos, considerações sobre o desenho e a manutenção da restauração, um regime de rechamada regular e uma boa higiene oral podem, de forma previsível e consistente, produzir resultados de sucesso. Isto tem sido comprovado continuamente na literatura para a mandíbula. Embora o maxilar ainda não tenha sido comprovado em estudos a longo prazo baseados em evidências, os resultados provisórios de várias investigações sugerem que, seguindo cuidadosamente as diretrizes e respeitando a biologia do osso alveolar maxilar "mais macio" e as limitações anatómicas do maxilar superior, os clínicos podem alcançar taxas de sucesso a longo prazo semelhantes às consistentemente obtidas na mandíbula. Até à data, as provas da colocação de substitutos ósseos adjacentes a pequenos defeitos ósseos relacionados com implantes colocados imediatamente parecem ser seguras, embora estes materiais não pareçam promover previsivelmente a osteointegração. Não existem provas suficientes de que os procedimentos de "preservação do alvéolo" mantenham previsivelmente a anatomia do alvéolo sem reabsorção da crista. Os substitutos ósseos implantados nos alvéolos de extração podem interferir com a cicatrização óssea normal e, em última análise, com a osteointegração. Uma abordagem minimamente invasiva oferece várias vantagens ao paciente e deve ser empregue sempre que possível.

REFERÊNCIAS

1. Branemark PI, Zarb GA, Albrektsson T. Tissue-Integrated Prostheses: Osseointegração em Dentisteria Clínica. Chicago: Quintessence, 1985.

2. Buser D, Weber HP, Bragger U, Balsiger C. Integração tecidular de implantes ITI de uma fase: Resultados de 3 anos de um estudo longitudinal com implantes de cilindro oco e parafuso oco. Int J Oral Maxillofac Implants 1991; 6:405-412.

3. Weber HP, Buser D, Fiorellini JP, Williams RC. Avaliação radiográfica dos níveis de crista óssea adjacentes a implantes de titânio não submersos. Clin Oral Implants Res 1992; 3:181-188.

4. Buser D, Mericske-Stern R, Bernard JP, et al. Avaliação a longo prazo de implantes ITI não submersos. 1. Análise da tabela de vida de 8 anos de um estudo prospetivo multicêntrico com 2359 implantes. ClinOral Implants Res 1997; 8:161-172.

5. Bernard JP, Belser UC, Martinet JP, Borgis SA. Osteointegração de fixações Branemark utilizando uma técnica operatória de passo único: Um estudo prospetivo preliminar de um ano na mandíbula edêntula. Clin Oral Implants Res 1995; 6:122-

129.

6. Becker W, Becker BE, Israelson H, et al. Colocação cirúrgica num só passo de implantes Branemark: um estudo clínico prospetivo. Int J Oral Maxillofac Implants 1997; 12:454-462.

7. Lazzarra RJ, Porter SS, Testori T, Galante J, Zetterquist LA. Um estudo prospetivo multicêntrico que avalia a carga de implantes Osseotite dois meses após a colocação. J Esthet Dent 1998; 10:280-289.

8. Testori T, Del Fabbro M, Feldman S, et al. Uma avaliação prospetiva multicêntrica de implantes Osseotite com carga de 2 meses nos maxilares posteriores: Resultados de acompanhamento de 3 anos. Clin Oral Implants Res2002; 13:154-161.

9. Roccuzzo M, Bunino M, Prioglio F, Bianchi SD. Carga precoce de implantes jato de areia e ácido (SLA): Um estudo prospetivo comparativo de boca dividida. Clin Oral Implants Res 2001; 12:572-578.

10. Cochran DL, Buser D, Ten Bruggenkate C, et al. A utilização

de tempos de cicatrização reduzidos em implantes ITI com uma superfície jato de areia e gravada com ácido (SLA). Resultados iniciais de ensaios clínicos em implantes SLA. Clin Oral Implants Res 2002; 13:144-153.

11. Szmukler-Moncler S, Piattelli A, Favero GA, Dubruille JH. Considerações preliminares à aplicação de protocolos de carga precoce e imediata em implantologia dentária. Clin Oral Implants Res 2000; 11:12-25.

12. Cooper LF, Rahman A, Moriarty J, Chaffee N, Sacco D. Reabilitação mandibular imediata com implantes endósseos: Extração simultânea, colocação de implantes e carga. Int J Oral Maxillofac Implants 2002; 17:517-525.

13. Aparicio C, Rangert B, Sennerby L. Carga imediata/precoce de implantes dentários: Um relatório da Reunião de Consenso do Congresso Mundial da Sociedade Espanhola de Implantes em Barcelona, Espanha, 2002. Clin Implant Dent Relat Res 2003; 5:57-60.

14. Cochran DL, Morton D, Weber HP. Declarações de consenso e procedimentos clínicos recomendados relativamente a protocolos de carga para implantes dentários endósseos. Int J Oral Maxillofac Implants 2004;19(suppl):109-113.

15. Szmukler-Moncler S, Salama H, Reingewirtz Y, Dubruille JH. O momento da carga e o efeito do micro-movimento na interface implante-osso dentário: Uma revisão da literatura experimental. J Biomed Mater Res 1998;43: 192-203.

16. Degidi M, Piattelli A. Carga imediata funcional e não funcional de implantes dentários: Estudo de seguimento de 646 implantes de titânio de 2 a 60 meses. J Periodontol2003; 74:225-241.

17. Wohrle PS. Substituição de um único dente na zona estética com provisionalização imediata: Catorze relatos de casos consecutivos. Pract Periodontics Aesthet Dent 1998;10: 1107-1114.

18. Garber DA, Salama MA, Salama H. Substituição dentária total

imediata. Compend Contin Educ Dent 2001;22: 210-216.

19. Touati B, Guez G. Implantação imediata com provisionalização: Da literatura às implicações clínicas. Pract Periodontics Aesthet Dent 2002; 14:699-707.

20. Mijiritsky E, Mardinger O, Mazor Z, Chaushu G. Provisionalização imediata de implantes unitários em locais de extração recente na zona estética maxilar: até 6 anos de acompanhamento. ImplantDentistry. 2009;18(4):326-33.

[21] Turkyilmaz I, Shapiro V. Restauração provisória imediata de um implante colocado num alvéolo de extração de um canino maxilar primário recente: relato de um caso. Medicina Dentária Geral. 2011;59(3): e105-9.

[22] D'Amato S, Redemagni M. Implante imediato pós-extração com provisionalização de dois caninos primários e caninos permanentes impactados relacionados: um caso de retransmissão. O Jornal Internacional de Periodontia e Dentisteria Restauradora. 2014;34(2): 251-6.

[23] Kourkouta S. Terapia com implantes na zona estética: avaliação da linha do sorriso. Revista Nacional de Periodontia e Dentisteria Restauradora. 2011;31(2):195-201.

[24] Turkyilmaz I. Reabilitação protética de uma maxila edêntula com microstomia, espaço interarcos limitado e implantes desalinhados: um relatório clínico. Texas Dental Journal. 2012;129(4):389-95.

[25] Katsoulis J, Pazera P, Mericske-Stern R. Planeamento de implantes guiado por computador e orientado para a prótese no maxilar edêntulo: um estudo de modelo. Implantologia clínica e investigação relacionada. 2009;11(3):238- 45.

[26] Butler B, Kinzer GA. Gerir as complicações estéticas dos implantes. Compêndio de Educação Contínua em Medicina Dentária. 2012;33(7):514-8, 520-2.

[27] Chow YC, Wang HL. Factores e técnicas que influenciam as papilas peri-implantares. ImplantDentistry. 2010;19(3):208-19.

[28] Pinho T, Neves M, Alves C. Tratamento multidisciplinar

incluindo periodontia, ortodontia, implantes e próteses para um adulto. American Journal of Orthodontics and Dentofacial Orthopedics. 2012;142(2):235-45.

[29] Turkyilmaz I, McGlumphy EA. Influência da densidade óssea nos parâmetros de estabilidade do implante e no sucesso do implante: um estudo clínico retrospetivo. BMC Oral Health. 2008 24; 8:32.

[30] Pan CY, Chou ST, Tseng YC, Yang YH, Wu CY, Lan TH, Liu PH, Chang HP. Influência de diferentes materiais de implantes na estabilidade primária de mini-implantes ortodônticos. O KaohsiungJournal of Medical Sciences. 2012;28(12):673-8.

[31] Turkyilmaz I. 26 anos de seguimento de próteses dentárias fixas aparafusadas suportadas por implantes Branemark de superfície maquinada: relato de um caso. Texas Dental Journal. 2011;128(1):15-9.

32. Ledermann PD. U" ber 20ja "hrige Erfahrungmit der sofortigenfunktionellenBlastung von Implantatstegen in der regiointerforaminalis. Z ZahnarztlImplantol. 1996; 12:123-136.

33. Chiapasco M, Gatti C, Rossi E, Haefliger W, Markwalder TH. Overdentures mandibulares retidas por implantes com carga imediata. Um estudo multicêntrico retrospetivo de 226 casos consecutivos. Clin Oral Implants Res. 1997; 8:48-57.

34. Tarnow DP, Emtiaz S, Classi A. Carga imediata de implantes roscados na fase 1 da cirurgia em arcadas edêntulas: Dez relatos de casos consecutivos com dados de 1 a 5 anos. Int J Oral Maxillofac Implants. 1997; 12:319-324.

35. Branemark PI, Engstrand P, O" hrnell LO, et al. Branemark Novum: Um novo estudo de acompanhamento clínico do tratamento. Clin Implant Dent Relat Res. 1999; 1:2-16.

36. Jaffin RA, Kumar A, Berman CL. Carga imediata de implantes em maxilares parcial e totalmente edêntulos: uma série de 27 relatos de casos. J Periodontal. 2000; 71:833-838.

37. Ganeles J, Rosenberg MM, HoltRL, Reichman LH. Carga imediata de implantes com restaurações fixas na mandíbula completamente desdentada: relatório de 27 pacientes de um consultório privado. Int J Oral Maxillofac Implants. 2001; 16:418-

426.

38. Balshi TJ, Wolfinger GJ. Carga imediata de implantes Branemark em mandíbulas edêntulas: um relatório preliminar. Implant Dent. 1997; 6:83-88.

39. Randow K, Ericsson I, Nilner K, Petersson A, Glantz PO. Carga funcional imediata de implantes dentários Branemark. Um estudo de acompanhamento clínico de 18 meses. Clin Oral Implants Res. 1999; 10:8-15.

40. Schnitman PA, Wo "hrle PS, Rubenstein JE, DaSilva JD, Wang NH. Resultados de dez anos para implantes Branemark com carga imediata e próteses fixas aquando da colocação do implante. Int J Oral Maxillofac Implants. 1997;12: 495-503.

41. van Steenberghe D, Naert I, Andersson M, Brajnovic I, Van Cleynenbreugel J, Suetens P. Um modelo personalizado e uma prótese definitiva que permitem a carga imediata de implantes no maxilar: um relatório clínico. Int J Oral Maxillofac Implants. 2002; 17:663-670.

42. Degidi M, Piattelli A. Carga imediata funcional e não funcional

de implantes dentários: um estudo de acompanhamento de 2 a 60 meses de 646 implantes de titânio. J Periodontal. 2003; 74:225-241.

43. Misch CE, Wang HL, Misch CM, et al. Fundamentação para a aplicação de carga imediata em implantologia dentária: parte I. Implant Dentistry. 2004; 13:207-217.

44. Wang HL, Ormianer Z, Palti A, et al. Conferência de Consenso sobre Carga Imediata: O Dente Único e Áreas Parcialmente Edêntulas. Implant Dent. 2006;15: 324-333.

[45] Lindeboom JA, Frenken JW, Dubois L, Frank M, Abbink I, Kroon FH. Carga imediata versus provisionalização imediata de próteses unitárias maxilares: 144 Current Conceptsin Dental Implantology um estudo prospetivo randomizado com implantes BioComp. Journal of Oral and Maxil- Iofacial Surgery. 2006;64(6):936-42.

[46] Turkyilmaz I. Método alternativo para fabricar uma prótese híbrida mandibular de carga imediata sem impressões: um

relatório clínico. O Jornal Internacional de Periodontia e Dentisteria Restauradora. 2012;32(3):339-45.

[47] Abboud M, Wahl G, Guirado JL, Orentlicher G. Aplicação e sucesso de dois sistemas de guias cirúrgicos estereolitográficos para colocação de implantes com carga imediata. Jornal Internacional de Implantes Orais e Maxilofaciais. 2012;27(3):634-43.

[48] Misch CE. Densidade óssea: Um fator determinante para o tratamento

Planeamento. In: ContemporaryImplant Dentistry, (Misch CE) 3ª ed. Mosby Elsevier, St. Louis, Missouri;2008. pp. 130-146.

[49] Linkow LI. Implantes endósseos de lâmina-vent: um

relatório de dois anos.

J Prosthet Dent. 1970;23:441-448.

[50] Linkow LI, Donath K, Lemons JE. Análises de recuperação de um implante de lâmina após 231 meses de função clínica.

Implant Dent. 1992; 1:3743. 5. Linkow LI, Glassman PE, Asnis ST. Estudos macroscópicos e microscópicos de implantes endósseos bladevent (estudo de 6 meses em cães). Oral Implantol. 1973; 3:281- 309.

51. Brunski JB, Moccia AF, Jr, Pollack SR, et al. A influência da utilização funcional de implantes dentários endósseos na interface tecido-implante. I. Aspectos histológicos J Dent Res. 1979; 58:1953-1969.

52. Adell R, Lekholm U, Rockler B, et al. Um estudo de 15 anos de implantes osseointegrados no tratamento do maxilar edêntulo. Int J Oral Surg. 1981; 10:387-416.

53. Babbush CA, Kent JN, Misiek DJ. Implantes de parafuso pulverizados com plasma de titânio (TPS) para a reconstrução da mandíbula edêntula. J Oral Maxillofac Surg. 1986; 44:274-282.

54. Chiapasco M, Gatti C, Rossi E, et al. Overdentures mandibulares implanto-retidas com carga imediata. Um estudo multicêntrico retrospetivo de 226 casos consecutivos. Clin Oral ImplantsRes. 1997;8: 48-57.

55. Schnitman PA, Wohrle PS, Rubenstein JE. Próteses provisórias fixas imediatas suportadas por implantes roscados de duas fases: metodologia e resultados. J Oral Implantol. 1990; 16:96-105.

56. Gapski R, Wang HL, Mascarenhas P, et al. Revisão crítica de carga imediata de implantes.

Investigação Clínica sobre Implantes Orais. 2003; 14:515-527.

57. Silverstein LH, Kurtzman GM. Higiene oral e manutenção de implantes dentários. Dent Today.

25:70-75, 2006; questionário 75.

58. Esposito M, Worthington HV, Thomsen P, et al. Intervenções para substituir dentes em falta: manter a saúde em redor dos implantes dentários. Base de dados Cochrane Syst Rev. 2004:CD0030.

59. Schwartz-Arad D, Chaushu G: As formas e os motivos da colocação imediata de implantes em locais de extração recentes: uma revisão da literatura. J Periodontol1997; 68:915-923.

60. Tarnow D., Emtiaz S., Classi A Carga imediata de implantes

roscados na Fase 1 da cirurgia em arcadas edêntulas: Dez relatos de casos consecutivos com dados de 1 a 5 anos. Int J OralMaxillofac Implants 1997; 12:319-324.

61. Roberts WE, Turkey Pk, Brezniak N, et al. Implants: bone physiology and metabolism (Implantes: fisiologia e metabolismo ósseo). CDAJournal. 1987; 15:54-61

62. Roberts WE, Smith RK, Zilberman Y, et al. Adaptação óssea à carga contínua de implantes endósseos rígidos. Am J Orthod. 1984; 86:95-111.

6 3 Strid KG. Resultados radiográficos. In: Branemark PI, Zarb GA, Albrektsson T, eds. Tissue- Integrated Prostheses: Osseointegration in Clinical Dentistry. Chicago: Quintessence; 1985:187- 191.

64. Buchs AU, Levine L, Moy P. Preliminary report of immediately loaded altiva natural toothreplacement dental implants (Relatório preliminar de implantes dentários de substituição de dentes naturais com carga imediata). Clin Implant Dent RelatRes. 2001; 3:97-105.

65. Eriksson A, Albrektsson T, Grane B, et al. Thermal injury to

bone. Uma descrição microscópica vital dos efeitos do calor. Int J Oral Surg. 1982; 11:115-121.

66. Eriksson A, Albrektsson J. Níveis de limiar de temperatura para lesão do tecido ósseo induzida pelo calor: um estudo microscópico vital no coelho. J ProsthetDent. 1983; 50:101-107.

67. Misch CE. Etiologia da perda óssea crestal precoce e o seu efeito no planeamento do tratamento para implantes. Dental Learning Systems Co. Post Grad Dent. 1995; 2:3-17.

68. Weng D, Jacobson Z, Tarnow D, et al. Um ensaio clínico prospetivo multicêntrico de implantes de superfície de máquina 3I. Resultados após 6 anos de acompanhamento. Int J Oral MaxillofacImpl. 2003; 18:417-423.

69. Sagara M, Akagawa Y, Nikai Hand Tsury H. Os efeitos da carga oclusal precoce em implantes de liga de titânio de uma etapa em cães beagle: um estudo piloto. J Prosth Dent. 1993; 69:281-288.

70. Strong JT, Misch CE, Bidez MW, et al. Área de superfície funcional: otimização dos parâmetros da forma da rosca para a conceção do corpo do implante. Compêndio. 1998;19(edição

especial).

71. Reilly DT, Burstein AH. As propriedades elásticas e finais do tecido ósseo compacto. J Biomech. 1975; 80:393- 405.

72. Steigenga JT, Al-Shammari K, Misch CE, et al. Efeitos da geometria da rosca do implante na força de osseointegração e nas interfaces osso-implante. J Periodontol. 2004. No prelo.

73. Degidi M, Piatelli A. Carga imediata funcional e não funcional de implantes dentários: um estudo de acompanhamento de 2 a 60 meses de 646 implantes de titânio. J Periodontol. 2003; 74:225-241.

74. Evans GH, Mendez AJ, Caudill RF. Implantes roscados revestidos a titânio com carga e sem carga versus implantes revestidos a hidroxiapatite na mandíbula canina. Int J Oral Maxillofac Implants. 1996; 11:360- 371.

75. Sullivan DO, Sennerby L, Meredith N. Medições que comparam a estabilidade inicial de cinco desenhos de implantes dentários: um estudo em cadáveres humanos. Clin Impl Dent Relat Res. 2000; 2:85-92.

76. Sirota C, Fiorellini J, Corso M, et al. Carga imediata de implantes com vários revestimentos em cães beagle. J Dent Res.

1996; 75:400-408.

77. Grunder U. Carga funcional imediata de implantes imediatos em arcadas edêntulas: resultados de dois anos. Int J Perio Rest Dent. 2002; 21:545551.

78. Adell R, Lekholm U, Rockler B, et al. Um estudo de 15 anos de implantes osseointegrados no tratamento do maxilar desdentado. Int J Oral Surg. 1981; 10:387-416

7 9.. Grunder U. Carga funcional imediata de implantes imediatos em arcadas edêntulas: resultados de dois anos. Int J Perio Rest Dent. 2002; 21:545551.

80. Adell R, Lekholm U, Rockler B, et al. Um estudo de 15 anos de implantes osseointegrados no tratamento do maxilar desdentado. Int J Oral Surg. 1981; 10:387-416.

81. Albrektsson T. Sobre a manutenção a longo prazo da resposta osseointegrada. Australian ProsthDenture J. 1993; 7:15-24.

82. Brunski JB. Factores biomecânicos que afectam a interface osso-implante dentário: artigo de revisão.

ClinMaster. 1992; 10:153-201.

83. Misch CE. Opções de tratamento para a mandíbula desdentada completa. Em: Misch CE, ed.

Contemporary Implant Prosthetics (Próteses de implantes contemporâneas). St. Louis: CV Mosby; 2003.

84. Misch CE. Opções de tratamento na maxila edêntula. Em: Misch CE, ed. Contemporary Implant Prosthetics (Prótese de implante contemporânea). St. Louis: CV Mosby; 2003.

85. Misch CE, Bidez MW. Oclusão protegida por implantes. PracPeriodon AestheticDent. 1995; 5:25-

2 9. 86. Barbier L, Schepers E. Adaptive bone remodeling around oral implant under axial and non-axial loading conditions in the dog mandible. IntJ Oral Maxillofac Implant. 1997; 12:215-223.

87. Graf H. Forças oclusais durante a função. In: Rowe NH, ed. Actas do Simpósio sobre Investigação Oclusal em Forma e Função. Ann Arbor: Universidade de Michigan; 1975:90-111.

88. Misch CE, Qu, Bidez MW. Propriedades mecânicas do osso trabecular na mandíbula humana: implicações para o planeamento do tratamento com implantes dentários e colocação cirúrgica. J Oral Maxillofac Surg. 1999; 57:700-706.

89. Becker W, Becker B E, Hujoel P. Análise retrospetiva de séries de casos dos factores que determinam a colocação imediata

de implantes. Compend Contin Educ Dent 2000; 21: 805-808, 810-811, 814 passim, quiz 820.

90. Lovdahl P. Retratamento endodôntico. Dent Clin North Am 1992; 36: 473-490. 34. Ochsenbein C, Ochsenbein R S. A reevaluation of osseous surgery. pp 87-102. 1969.

91. Becker W Et al. Perfis anatómicos do osso alveolar medidos a partir de crânios secos. Implicações clínicas. J Clin Periodontol 1997; 24: 727-731.

92. Kois J C. Estética peri-implantar previsível de um único dente: cinco chaves de diagnóstico. Compend ContinEduc Dent 2004; 25: 895- 905, quiz 905.

93. Kan J Y K Et al. Dimensões da mucosa peri-implantar: uma avaliação de implantes unitários anteriores maxilares em humanos. J Periodontol 2003

94. Tarnow D Et al. Distância vertical entre a crista óssea e a altura da papila interproximal entre implantes adjacentes. J Periodontol 2003; 74: 1785-1788.

95. Tarnow D P, Magner A W, Fletcher P. O efeito da distância entre o ponto de contacto e a crista óssea na presença ou ausência

da papila dentária interproximal. J Periodont 1992; 63:995-996.

96. Stahl S S, Froum S, Tarnow D. Human histologic responses to guided tissue regenerative techniques in intrabony lesions. Relatos de casos em nove sítios. JClin Periodont 1990; 17: 191-198.

97. Langer B. O tratamento estético dos implantes dentários. Dent Econ 1995; 85: 86-87. 42. Langer
B. A regeneração de tecido mole e osso à volta de implantes com e sem membranas.
Compend Contin Educ Dent 1996; 17: 268-270, 272 passim, quiz 280.

98. Worthington P. Lesão do nervo alveolar inferior durante a colocação de implantes: uma fórmula para proteção do paciente e do clínico. Int J Oral Maxillofac Implants 2004; 19: 731- 734.

99. Berman F. A criação de um pôntico ovalado no momento da extração. Dent Today 2003; 22: 48-49

100. Dylina T J. Determinação do contorno para pônticos ovais. J Prosthet Dent 1999; 82: 136-142.

101. Levine R A, Makrauer Z. A utilização de procedimentos de cirurgia plástica periodontal no auxílio de resultados estético-restauradores. Compend Contin Educ Dent 2003; 24: 729-734,

738 passim, quiz 741.

102. Miller M B. Reconstrução anterior estética utilizando uma abordagem combinada periodontal/restaurativa. PracPeriodontAest Dent 1993; 5: 3340, quiz 42.

103. Miller M B. Pônticos ovais: o substituto natural do dente. PracPeriodontAest Dent 1996; 8:140.

104. Zitzmann N U, Marinello C P, Berglundh T. O design do pôntico ovalado: uma observação histológica em humanos. J Prosthet Dent 2002; 88: 375-380.

105. Schropp L, Wenzel A, Kostopoulos L, et al. Cicatrização óssea e alterações do contorno dos tecidos moles após extração de um único dente: um estudo prospetivo clínico e radiográfico de 12 meses. Int J Periodontics Restorative Dent. 2003;23(4):313-323.

106. Tan WL, Wong TL, Wong MC, et al. Uma revisão sistemática das alterações dimensionais dos tecidos moles e duros alveolares pós-textraccionais em humanos. Clin Oral Implants Res. 2012;23(suppl 5):1-21.

107. Grossmann Y, Levin L. Success and survival of single dental implants placed in sites of previously failed implants. J

Periodontol. 2007;78(9):1670-1674.

108. Machtei EE, Horwitz J, Mahler D, et al. Terceira tentativa de colocação de implantes em locais onde as cirurgias anteriores falharam. J Clin Periodontol. 2011;38(2):195-198.

109. Frost HM. A Lei de Wolff e as adaptações estruturais do osso ao uso mecânico: uma visão geral para os clínicos. Angle Orthod. 1994;64(3):175-188.

110. Balshi TJ, Wolfinger GJ. Carga imediata de implantes Branemark

em mandíbula edêntula: um relatório preliminar. Implant Dent. 1997; 6:8388.

111. Grunder U. Carga funcional imediata de implantes imediatos

em

arcos edêntulos: resultados de dois anos. Int J Periodontics Restorative Dent. 2002; 21:545-551.

112. Barbier L, Schepers E. Adaptive bone remodeling around oral implants under axial and non-axial loading conditions in the dog mandible. Int J Oral Maxillofac Implants. 1997; 12:215-223.

113.Parfitt AM. The physiological and clinical significance of bone histomorphometric data. In:Reck RR, ed. Bone Histomorphometry, Techniques and Interpretation. Boca Raton, Fla: CRCPress; 1983. 114. Ganeles J, Rosenberg MM, Holt RL, et al. Carga imediata de implantes com restaurações fixas na mandíbula completamente desdentada: relatório de 27 pacientes de um consultório privado. Int J Oral Maxillofac Implants. 2001; 16:418-426.

115. Jaffin RA, Kumar A, Berman CL. Carga imediata de implantes em maxilares parcial e totalmente edêntulos: uma série de 27 relatos de casos. J Periodontol. 2000; 71:833-838.

116. Misch CE, Degidi M. Implantes de carga imediata com próteses fixas em pacientes completamente desdentados. Clin Implant Dent Relat Res. 2003; 5:100-203. 48. Misch CE. Divisões do osso disponível. In: Misch CE, ed. Implantologia Contemporânea. St Louis: Mosby; 1993.

117. Strong JT, Misch CE, Bidez MW, et al. Área de superfície funcional: otimização do parâmetro de forma da rosca para a

conceção do corpo do implante. Compend Contin EducDent. 1998; 19:4-9.

118. Misch CE, Bidez MW, Sharawy M. Um implante de bioengenharia para uma resposta celular óssea ideal às forças de carga: uma revisão da literatura e um relato de caso. J Periodontol. 2001; 72:1276-1286. 119.Steigenga J. Thread Geometry and its Effect on Initial Osteointegration Using Reverse Torque Testing and Histometric Analysis [tese de mestrado]. Ann Arbor, Mich: Universidade de Michigan; 2003.

120. Reilly DT, Burstein AH. As propriedades elásticas e finais do tecido ósseo compacto. JBiomech. 1975; 80:393-405.

121. Brunski JB. Factores biomecânicos que afectam a interface osso-implante dentário: artigo de revisão.Clin Mater. 1992; 10:153-201.

122. Caneva M, Salata LA, de Souza SS, et al. Formação de tecido duro adjacente a implantes de vários tamanhos e configurações imediatamente colocados em alvéolos de extração: um estudo experimental em cães. Clin Oral Implants Res. 2010;21(9):885-890.

123. Levine RA. Tratamento cirúrgico e protético de um incisivo central maxilar falhado. Inside Dent. 2016;12(6):64-70.

124. Schwartz D, Chaushu. As formas e os motivos da colocação imediata de implantes em locais de extração recentes: uma revisão da literatura. J Periodontol. 1997; 68:915-923.

125. Madani E, Smeets R, Freiwald E, et al. Impacto de diferentes profundidades de colocação no nível ósseo da crista de implantes imediatos versus implantes retardados colocados com comutação de plataforma. J Cranio-Maxillofacial Surg. 2018;46(7):1139-1146.

126. Botticelli D, Berglundh T, Buser D, et al. A distância de salto revisitada: um estudo experimental no cão. Clin Oral Implants Res. 2003; 14:35-42.

127. Botticelli D, Berglundh T, Lindhe J, et al. Formação de osso aposicional em defeitos marginais em implantes. Clin Oral Implants Res. 2003; 14:1-9.

128. Botticelli D, Berglundh T, Lindhe J. Alterações nos tecidos duros após a colocação imediata de implantes em locais de extração. J Clin Periodontal. 2004; 31:820-828.

129. Tarnow DP, Chu SJ. Verificação histológica humana da osseointegração de um implante imediato colocado num alvéolo de extração recente com uma distância de fenda excessiva sem fecho de retalho primário, enxerto ou membrana: relato de um caso. Int J Periodontics Restorative Dent. 2011;31(5).

130. Sanz M, et al. Um ensaio clínico prospetivo, aleatório e controlado para avaliar a preservação óssea utilizando implantes com diferentes geometrias colocados em alvéolos de extração na maxila. Clin Oral Implants Res. 2010;21(1):13-21.

131. Chen ST, Darby IB, Reynolds EC. Um estudo clínico prospetivo de implantes imediatos não submersos: resultados clínicos e resultados estéticos. Clin Oral Implants Res. 2007;18(5):552-562.

132. Caneva M, Salata LA, de Souza SS, et al. Influência do posicionamento do implante em alvéolos de extração na osteointegração: análises histomorfométricas em cães. Clin Oral Implants Res. 2010;21(1):43-49.

133. Lee EA, Gonzalez-Martin O, Fiorellini J. A colocação de implantes sem retalho lingualizado em alvéolos de extração

recentes preserva o osso alveolar bucal: um estudo de tomografia computorizada de feixe cónico. Int JPeriodontics Restorative Dent. 2014;34(1):61-68.

134. Chen S, Buser D. Vantagens e desvantagens das opções de tratamento para a colocação de implantes em alvéolos pós-extração. Em: Buser D, Wismeijer D, Belser U, eds. Guia de Tratamento ITI. Vol. 3. Colocação de implantes em locais pós-extração: Opções de tratamento. Berlim: Quintessenz Verlag; 2008:29-42. CAPÍTULO 32 Colocação imediata de implantes Protocolo cirúrgico 859

135. McAllister BS, Cherry JE, Kolinski ML, et al. Avaliação de dois anos de um implante cónico de rosca variável em locais de extração com provisionalização imediata: um ensaio clínico multicêntrico. Int JOral Maxillofac Implants. 2012;27(3):611.

136. Lang NP, Tonetti MS, Suvan JE, et al. Colocação imediata de implantes com cicatrização transmucosa em áreas de prioridade estética: um ensaio clínico multicêntrico, aleatório e controlado I. Resultados cirúrgicos. Clin Oral Implants Res. 2007;18(2):88-196.

137. Wagenberg B, Froum SJ. Um estudo retrospetivo de 1925

implantes imediatos colocados consecutivamente de 1988 a 2004. Int J Oral Maxillofac Implants. 2006;21(1):71

138. Linkevicius T, Puisys A, Steigmann M, et al. Influência da espessura vertical dos tecidos moles nas alterações da crista óssea em redor de implantes com troca de plataforma: um estudo clínico comparativo. Clin Implant Dent Relat Res. 2015;17(6):1228-1236.

139. Schnitman PA, et al. Resultados a dez anos para implantes Branemark com carga imediata e próteses fixas na colocação do implante. Int J Oral Maxillofac Implants. 1997; 12:495-503. 56. Brunski JB. Factores biomecânicos que afectam a interface osso-implante dentário: artigo de revisão. Clin Mater. 1992; 10:153-201.

140. Atsumi M, Park SH, Wang HL. Métodos utilizados para avaliar a estabilidade dos implantes: estado atual. IntJ Oral Maxillofac Implants. 2007; 22:743- 754

141. Meredith N, Alleyne D, Cawley P. Determinação quantitativa da estabilidade da interface implante-tecido utilizando a análise de frequência de ressonância. Clin Oral Implants Res. 1996; 7:261-267

142. Han J, Lulic M, Lang NP. Factores que influenciam a análise da frequência de ressonância avaliada pelo mentor Osstell durante a integração do tecido do implante: II. Modificações da superfície do implante e diâmetro do implante. Clin Oral Implants Res. 2010; 21:605-611.

143. Han CH, Mangano F, Mortellaro C, Park KB. Carga imediata de implantes cónicos colocados em alvéolos pós-extração e locais cicatrizados. J Craniofac Surg. 2016;27(5):1220-1227. 68. De RouckT, Collys K, Wyn I, Cosyn J.

144. Tarnow DP, Chu SJ, Salama MA, et al. Colocação de implantes em alvéolos pós-extração sem retalho na zona estética: Parte 1. O efeito do enxerto ósseo e/ou restauração provisória na alteração dimensional do rebordo facial-palatino - um estudo de coorte retrospetivo. Int J Periodontics Restorative Dent. 2014;34(3):323-331.

145. Villa R, Rangert B. Carga precoce de implantes inerforaminais instalados imediatamente após a extração de dentes com lesões endodônticas e periodontais. Clin Imp Dent and Related Res. 2005;7: S28-S35.

146. Novaes Jr AB, Vidigal Jr GM, Novaes AB, et al. Implantes imediatos colocados em sítios infectados: um estudo histomorfométrico em cães. Int J Oral MaxillofacImplants. 1998;13(3).

147. Crespi R, Cappare P, Gherlone E, Romanos GE. Carga imediata versus carga retardada de implantes dentários colocados em alvéolos de extração recentes na zona estética maxilar: um estudo clínico comparativo. Int J Oral Maxillofac Implants. 2008; 23:753-758.

148. Engquist B, Astrand P, Anze'n B, et al. Métodos simplificados de tratamento com implantes no maxilar inferior edêntulo. Um estudo prospetivo controlado. Parte II: carga precoce. Clin Implant Dent Relat Res. 2004; 6:90-100.

149. Friberg B, Henningsson C, Jemt T. Reabilitação de mandíbulas edêntulas através de implantes Branemark System virados após cirurgia de uma fase: um estudo retrospetivo de 1 ano de 152 pacientes. Clin Implant Dent Relat Res. 2005; 7:1-9.

150. Schnitman PA, Wohrle PS, Rubenstein JE. Próteses

provisórias fixas imediatas suportadas por implantes roscados de duas fases: metodologia e resultados. J Oral Implantol. 1990; 16:96-105.

151. Schnitman PA, Wohrle PS, Rubenstein JE, DaSilva JD, Wang NH. Resultados de dez anos para implantes Branemark com carga imediata e próteses fixas aquando da colocação do implante. Int J Oral Maxillofac Implants. 1997; 12:495-503.

152. Tarnow DP, Emtiaz S, Classi A. Carga imediata de implantes roscados na fase 1 da cirurgia em arcadas edêntulas: dez relatos de casos consecutivos com dados de 1 a 5 anos. Int J Oral Maxillofac Implants. 1997; 12:319-324.

153. Chow J, Hui E, Liu J. Carga imediata de fixações do sistema Branemark na mandíbula com uma prótese provisória fixa. App Osseointegration Res. 2001; 1:30-35.

154. Testori T, Szmukler-Moncler S, Francetti L, et al. Carga imediata de implantes Osseotite: relato de um caso e análise histológica após 4 meses de carga oclusal. Int J Periodontics Restorative Dent. 2001; 21:451459.

155. Aalam AA, Nowzari H, Krivitsky A. Restauração funcional

de implantes no dia da colocação cirúrgica na mandíbula totalmente edêntula: uma série de casos. Clin Implant Dent Relat Res. 2005; 7:10-16.

156. Fischer K, Stenberg T. Dados de três anos de um estudo aleatório e controlado de carga precoce de implantes dentários de fase única que suportam próteses de arcada completa maxilar. Int J Oral Maxillofac Implants. 2006; 21:245-252.

157. Olsson M, Urde G, Andersen JB, Sennerby L. Carga precoce de próteses dentárias fixas maxilares de arcada cruzada suportadas por seis ou oito implantes de titânio oxidado: resultados após 1 ano de carga, série de casos. Clin Implant Dent Relat Res. 2003;5(1):81-87.

158. Bergkvist G, Sahlholm S, Karlsson U, Nilner K, Lindh C. Implantes de carga imediata que suportam próteses fixas na maxila edêntula: um relatório clínico e radiológico preliminar. Int J Oral Maxillofac Implants. 2005; 20:399-405.

159. Ibanez JC, Tahhan MJ, Zamar JA, et al. Carga oclusal imediata de implantes de titânio de superfície dupla e ácido em 41 casos consecutivos de arcada completa na mandíbula e maxila:

resultados de 6 a 74 meses. J Periodontol. 2005; 76:1972-1981.

160. Degidi M, Piattelli A. Carga imediata funcional e não funcional de implantes dentários: um estudo de acompanhamento de 2 a 60 meses de 646 implantes de titânio. J Periodontol. 2003; 74:225-241.

161. Balshi SF, Wolfinger GJ, Balshi TJ. Um estudo prospetivo de carga funcional imediata, seguindo o protocolo Teeth in a Day: uma série de casos de 55 maxilas edêntulas consecutivas. Clin Implant Dent Relat Res. 2005; 7:24-31.

162. Balkin BE, Steflik DE, Naval F. Inserção de mini-implantes dentários com a técnica de avanço automático para aplicações contínuas. J Oral Implantol. 2001; 27:32-37.

163. Iezzi G, Pecora G, Scarano A, Perrotti V, Piattelli A. Avaliação histológica de 3 implantes recuperados com carga imediata após um período de 4 meses. Implant Dent. 2006; 15:305-312.

164. Heberer S, Hildebrand D, Nelson K. Taxa de sobrevivência e

potenciais factores de influência para dois sistemas de implantes de transição em pacientes edêntulos: um estudo clínico prospetivo. J Oral Rehabil. 2011; 38:447-453.

165. Simon H, Caputo AA. Torque de remoção de implantes endósseos de transição com carga imediata em seres humanos. Int J Oral Maxillofac Implants. 2002; 17:839-845.

166. Malo P, Rangert B, Nobre M. Conceito de função imediata "All-on-Four" com implantes do sistema Branemark para mandíbulas completamente desdentadas: um estudo clínico retrospetivo. Clin ImplantDent Relat Res. 2003;5(1):2-9.

167. Malo P, Rangert B, Nobre M. Conceito All-on-4 de função imediata com implantes do sistema Branemark para maxilares completamente edêntulos: um estudo clínico retrospetivo de 1 ano. Clin Implant Dent Relat Res. 2005;7(1): S88-S94.

168. Pikos MA, Magyar CW, Llop DR. "Modalidade de tratamento de função imediata de arcada completa guiada para o paciente desdentado e com dentição terminal". Compend Contin Educ Dent (Jamesburg, NJ: 1995). 2015;36(2):116-119. CAPÍTULO 33

CargaZRestauração imediata em Implantologia 889

169. Suarez-Feito JM, Sicilia A, Angulo J, Banerji S, Cuesta I, Millar B. Desempenho clínico de restaurações acrílicas provisórias aparafusadas sem metal num protocolo de implante de carga imediata: um relatório de 242 pacientes consecutivos. Clin Oral Implants Res. 2010; 21:1360- 1369.

170. Nikellis I, Levi A, Nicolopoulos C. Carga imediata de 190 implantes dentários endósseos: um estudo prospetivo observacional de 40 tratamentos de pacientes com dados até 2 anos. Int J Oral Maxillofac Implants. 2004; 19:116-123.

171. Collaert B, De Bruyn H. Carga funcional imediata de implantes dentários TiOblast em maxilas edêntulas de arcada completa: um estudo prospetivo de 3 anos. Clin Oral Implants Res. 2008; 19:1254- 1260.

172. Molly L, Nackaerts O, Vandewiele K, Manders E, van Steenberghe

D, Jacobs R. Adaptação da fala após o tratamento do edentulismo total através de protocolos de implantes de carga imediata. Clin Oral Implants Res. 2008; 19:86-90.

173. Van Lierde K, Browaeys H, Corthals P, Mussche P, Van Kerkhoven
E, De Bruyn H. Comparação da inteligibilidade da fala, da articulação e do comportamento oromiofuncional em indivíduos com
implantes unitários, próteses fixas sobre implantes ou próteses removíveis convencionais. J Oral RehaBil. 2012; 39:285-293.

174. Babbush CA, Kent JN, Misiek DJ. Implantes de parafuso de pulverização de plasma de titânio (TPS) para a reconstrução da mandíbula edêntula. J Oral Maxillofac Surg. 1986; 44:274-282.

175. Chiapasco M, Gatti C, Rossi F, et al. Overdentures mandibulares implanto-retidas com carga imediata: um estudo multicêntrico retrospetivo de 226 casos consecutivos. Clin Oral ImplantsRes. 1997; 8:48-54.

176. Cordioli G, Majzoub Z, Castagna S. "Overdentures mandibulares ancoradas em implantes unitários: um estudo prospetivo de cinco anos". J Prosthet Dent. 1997;78(2):159-165.

177. Krennmair G, Ulm C. "O implante symphyseal single-tooth para ancoragem de uma prótese completa mandibular em pacientes geriátricos: um relatório clínico." Int J Oral Maxillofac Implants. 2001;16(1).

178. Liddelow G, Henry P. "A sobredentadura mandibular retida por implante unitário com carga imediata: um estudo prospetivo de 36 meses." Int J Prosthodont. 2010;23(1).

179. GOthberg C, André U, GrOndahl K, Thomsen P, Slotte C. Resposta óssea e alterações nos tecidos moles à volta de implantes com/sem pilares que suportam próteses parciais fixas: resultados de um estudo prospetivo, aleatório e controlado de 3 anos. ClinImplantDentRelatRes. 2016; 18:309322.

180. Canullo L, Bignozzi I, Cocchetto R, Cristalli MP, Iannello G. Posicionamento imediato de um pilar definitivo versus substituições repetidas de pilares em implantes pós-extractivos: Seguimento de 3 anos de um ensaio clínico multicêntrico aleatório. Eur J Oral Implantol. 2010; 3:285296.

181. Degidi M, Nardi D, Daprile G, Piattelli A. Não remoção de

pilares imediatos em casos que envolvem implantes unitários cónicos pós-textractivos colocados subcrustalmente: um estudo clínico controlado e aleatório. Clin Implant Dent RelatRes. 2014; 16:794-805.

182. Grandi T, Guazzi P, Samarani R, Maghaireh H, Grandi G. Um pilar/uma vez versus um pilar provisório em implantes unitários pós-extractivos com carga imediata: seguimento de 1 ano de um ensaio controlado multicêntrico e aleatório. Eur J Oral Implantol. 2014; 7:141-149.

183. Misch CE. Dentes imediatos não funcionais em pacientes parcialmente edêntulos: um estudo piloto de 10 casos consecutivos utilizando o sistema de implantes dentários Maestro. Compend Contin Educ Dent. 1998;19:25- 36.

184. Andersen E, Haanaes HR, Knutsen BM. Carga imediata de implantes ITI de dente único na maxila anterior: um estudo piloto prospetivo de 5 anos. Clin Oral Implants Res. 2002; 13:281-287.

888 PARTE VI Cirurgia de Implantes

185. Cooper LF, Ellner S, Moriarty J, et al. Avaliação de três anos de implantes de dente único restaurados 3 semanas após cirurgia

de 1 fase. Int J Oral Maxillofac Implants. 2007;22(5):791-800.

186. Gomes A, Lozada JL, Caplanis N, Kleinman A. Carga imediata de um implante unitário com forma de raiz roscada revestido a hidroxiapatite: um relatório clínico. J Oral Implantol. 1998;24(3):159-166.

187. Ericsson I, Nilson H, Lindh T, Nilner K, Randow K. Carga funcional imediata de implantes dentários unitários Branemark. 18 meses_ estudo de acompanhamento clínico piloto. Clin Oral Implants Res. 2000; 11:26-33.

188. Hui E, Chow J, Li D, Liu J, Wat P, Law H. Provisório imediato para a substituição de implantes num único dente com o sistema Branemark: relatório preliminar. Clin Implant Dent Relat Res. 2001;3(2):79- 86.

189. Degidi M, Piattelli A, Gehrik P, Felice P, Carinci F. Resultado a cinco anos de 111 restaurações unitárias imediatas não funcionais. J Oral Implantol. 2006; 32:277-285.

190. Chaushu G, Chaushu S, Tzohar A, Dayan D. Carga imediata de implantes de um só dente: implantação imediata versus não imediata. Um relatório clínico. Int J Oral Maxillofac Implants.

2001;16(2):267-272.

191. Mankoo T. Conceitos contemporâneos de implantes em medicina dentária estética - Parte 2: implantes dentários unitários imediatos. PractProcedAesthet Dent. 2004;16(1):61-68. quiz 70.

192. Pigozzo MN, Rebelo da Costa T, Newton S, Cruz Laganá D. "Immediate versus early loading of single dental implants: a systematic review and meta-analysis". J Prosthet Dent. 2018.

193. Testori T, Del Fabbro M, Feldman S, et al. Uma avaliação prospetiva multicêntrica de implantes Osseotite com carga de 2 meses colocados nos maxilares posteriores: resultados de acompanhamento de 3 anos. ClinOralImplantsRes. 2002; 13:154-161.

194. Cochran DL, Morton D, Weber HP. Declarações de consenso e procedimentos clínicos recomendados relativamente a protocolos de carga para implantes dentários endósseos. Int J Oral Maxillofac Implants. 2004; 19:109-113.

195. Luongo G, Di Raimondo R, Filippini P, Gualini F, Paoleschi C. Carga precoce de implantes jacteados com areia e gravados com ácido na maxila e mandíbula posteriores: relatório de

acompanhamento de 1 ano de um estudo prospetivo multicêntrico de 3 anos. Int J Oral Maxillofac Implants. 2005; 20:84-91.

196. Vanden Bogaerde L, Pedretti G, Dellacasa P, Mozzati M, Rangert B, Wendelhag I. Função precoce de implantes esplintados na maxila e mandíbulas posteriores, utilizando implantes Branemark System Tiunite: um estudo multicêntrico clínico prospetivo de 18 meses. Clin Implant Dent Relate Res. 2004;6:121-129.

197. Drago CJ, Lazzara RJ. Restauração provisória imediata de implantes Osseotite: um relatório clínico de resultados de 18 meses. Int J Oral Maxillofac Implants. 2004; 19:534-541.

198. Machtei EE, Frankenthal S, Blumenfeld I, Gutmacher Z, Horwitz J. Implantes dentários para restaurações fixas imediatas de pacientes parcialmente desdentados: um ensaio clínico piloto prospetivo de 1 ano em pacientes periodontalmente susceptíveis. J Periodontol. 2007; 78:1188-1194.

199. Schincaglia GP, Marzola R, Scapoli C, Scotti R. Carga imediata de implantes dentários que suportam próteses parciais

fixas na mandíbula posterior: um estudo aleatório controlado de boca dividida - superfície de implante torneada versus superfície de implante de óxido de titânio. Int J Oral Maxillofac Implants. 2007; 22:35-46.

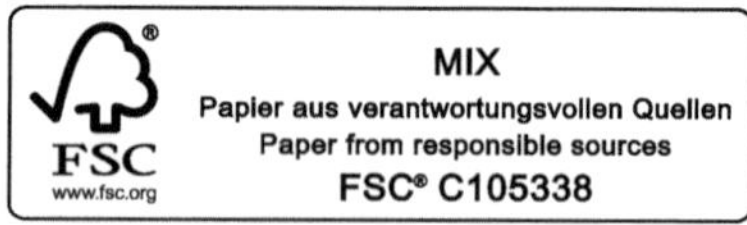

Printed by Books on Demand GmbH, Norderstedt / Germany